Sous la direction de **Joe-Elie Salem**

HÉPATO-GASTRO-ENTÉROLOGIE

en 1 000 QROC

Ombeline **Dorval**
relu par le Dr Maximilien **Barret**

ellipses

Remerciements

Au Dr Maximilien Barret, chef de clinique en hépato-gastroentérologie, pour m'avoir encouragée à réaliser ce projet, et pour avoir apporté son expertise dans la relecture de cet ouvrage.

Au Dr Grégoire Boulouis, pour m'avoir aidée au choix et à l'interprétation de l'iconographie.

À Guillaume, pour m'avoir soutenue dans la rédaction de ce livre.

ISBN 978-2-7298-8682-0

32, rue Bargue 75740 Paris cedex 15

www.editions-ellipses.fr

Table des matières

RÉPONSES 171

Avant-propos

Cet ouvrage couvre l'intégralité du programme d'hépato-gastroentérologie sous forme de questions à réponse ouvertes courtes.

Il est basé sur les recommandations du Collège national des universitaires en hépato-gastroentérologie, de la SNFGE (Société Nationale Française de Gastroentérologie), de la HAS (Haute Autorité de Santé), du TNCD (Thésaurus National de Cancérologie Digestive), de la SFED (Société Française d'Endoscopie Digestive), de l'AFEF (Association Française pour l'Étude du Foie) et de la SNFCP (Société Nationale Française de Colo-Proctologie).

Il permet de vous entraîner à répondre de façon ciblée à des questions fermées, conformément aux nouveaux objectifs des ECN.

Une bonne connaissance théorique est indispensable afin de comprendre et avoir une bonne approche des différentes situations cliniques. C'est afin de vous évaluer et d'acquérir cette connaissance théorique que cet ouvrage a été conçu.

Bon courage dans vos révisions !

Glossaire

Ac : Anticorps

ACE : Antigène carcino-embryonnaire

ADK : Adénocarcinome

AEG : Altération de l'état général

AINS : Anti-inflammatoire non stéroïdien

ALAT : Alanine amino transférase

ASAT : Aspartate amino transférase

ASP : Abdomen sans préparation

ATB : Antibiothérapie

ATCD : Antécédent

αFP : Alphafoetoprotéine

BGN : Bacilles Gram Négatif

BHC : Bilan hépatique complet (ASAT, ALAT, GGT, PAL, Bilirubine totale et conjuguée)

BPCO : Bronchopneumopathie chronique obstructive

Ca : Calcémie

CCR : Cancer colorectal

C3G : Céphalosporine de troisième génération

CGR : Culots de globules rouge

CHC : Carcinome hépatocellulaire

CI : Contre-indication

CMV : Cytomégalovirus

CPRE : Cholangio pancréatographie rétrograde

EBO : Endobrachyoesophage

EBV : Epstein Barr Virus

EI : Effet indésirable

EFR : Épreuves fonctionnelles respiratoires

EOGD : Endoscopie œso-gastro-duodénale

EPS : Examen parasitologique des selles

F. : Femme

FC : Fréquence cardiaque

FI : Fosse iliaque

FID : Fosse iliaque droite

FIG : Fosse iliaque gauche

GB : Globule blanc

GDS : Gaz du sang

GEU : Grossesse extra-utérine

GGT : Gamma glutamyl transpeptidase

H. : Homme

HAS : Haute autorité de santé

Hb : Hémoglobine

HP : *Hélicobacter pylori*

Hte : Hématocrite

HTIC : Hypertension intracrânienne

HTP : Hypertension portale

IDM : Infarctus du myocarde

IHC : Insuffisance hépatocellulaire

IPP : Inhibiteur de la pompe à protons

IM : Intramusculaire

IMC : Indice de masse corporelle

IR : Insuffisance rénale

IST : Infection sexuellement transmissible

IV : Intraveineuse

IPP : Inhibiteurs de la pompe à proton

J : Jour

LDH : Lactate Deshydrogénase

MICI : Maladie inflammatoire chronique intestinale

OR : Odd Ratio

PA : Pancréatite aiguë

PAL : Phosphatase alcaline

PaO_2 : Pression partielle en oxygène dans le sang artériel

PBH : Ponction biopsie hépatique

PC : Pancréatite chronique

PEC : Prise en charge

Pl : Plaquettes

PLA : Ponction de liquide d'ascite

PNN : Polynucléaire neutrophile

PK : Pseudo-kyste

RAI : Recherche d'agglutinines irrégulières

RCH : Rectocolite hémorragique

RCP : Réunion de concertation pluridisciplinaire

Rh : Rhésus

RGO : Reflux gastro-œsophagien

RHD : Règles hygiéno-diététiques

SNG : Sonde naso gastrique

SpO2 : Saturation en oxygène

T° : Température

TA : Pression artérielle

TAP : Thoraco-abdomino-pelvien

TAS : Pression artérielle systolique

TDM : Tomodensitométrie

TP : Taux de prothrombine

TR : Toucher rectal

TT : Traitement

UD : Ulcère duodénal

UGD : Ulcère gastroduodénal

UG : Ulcère gastrique

VBP : Voie biliaire principale

VCT : Varice cardio tubérositaire

VHA : Virus de l'hépatite A

VHB : Virus de l'hépatite B

VHC : Virus de l'hépatite C

VIH : Virus de l'immunodéficience Humaine

VO : Varice œsophagienne

VPN : Valeur prédictive négative

VVP : Voie veineuse périphérique

CHAPITRE 1. PANCRÉAS

353. Pancréatite aiguë

- Diagnostiquer une pancréatite aiguë
- Identifier les situations d'urgence et planifier leur prise en charge

➤ réponses p. 171

■ [1] Quelles sont les caractéristiques cliniques d'une douleur de type pancréatique ?

....

....

■ [2] Vous suspectez une pancréatite aiguë (PA), quel examen biologique permet de confirmer le diagnostic ?

....

....

■ [3] Quelles sont les 2 principales étiologies des PA ?

....

....

■ [4] Le diagnostic de PA est confirmé. Quels sont les 2 examens d'imagerie à réaliser ?

....

....

■ [5] Dans quel but ?

....

....

■ [6] Dans quel délai réalisez-vous ces 2 examens ?

....

....

■ [7] Quel est l'examen le plus performant pour rechercher une lithiase biliaire si les 2 précédents sont négatifs ?

....

....

■ [8] Quels sont les 3 facteurs de risque de gravité d'une PA liés au terrain ?

....

....

■ [9] Quels sont les éléments du score de Ranson ?

....

....

■ [10] Quel est le seuil du score de Ranson pour définir une PA grave ?

....

....

■ [11] Quel autre marqueur biologique est un marqueur de gravité ?

....

....

■ [12] Quelles sont les grandes lignes de prise en charge d'une PA simple ?

....

....

■ [13] Quelles sont les 4 complications locales les plus fréquentes ?

....

....

■ [14] Quel est l'aspect scannographique de la nécrose pancréatique ou péri pancréatique ?

....

....

■ [15] Une antibioprophylaxie est-elle recommandée pour prévenir l'infection de la nécrose pancréatique ?

....

....

■ [16] Comment fait-on le diagnostic d'infection de nécrose pancréatique ?

....

....

■ [17] Quelles sont les 2 indications consensuelles à réaliser une sphinctérotomie endoscopique en urgence au cours d'une PA ?

....

....

278. Pancréatite chronique

- Diagnostiquer une pancréatite chronique
- Argumenter l'attitude thérapeutique et planifier le suivi du patient

➤ réponses p. 172

■ [1] Quelles sont les principales causes de pancréatite chronique (PC) ?

■ [2] Quelles sont les 4 principales manifestations cliniques d'une PC ?

■ [3] Quel est l'examen d'imagerie de référence ?

■ [4] Quels sont les 2 examens d'imagerie de deuxième intention pouvant être réalisés ?

■ [5] Quels sont les 3 éléments qui permettent de poser le diagnostic formel de PC ?

■ [6] Quelles sont les 7 principales complications des PC ?

■ [7] Quel marqueur biologique permet de mettre en évidence une insuffisance pancréatique exocrine ?

■ [8] En cas d'insuffisance pancréatique exocrine, quels traitements mettez-vous en place ?

....

....

■ [9] Quelles sont les 3 principales causes d'hémorragie digestive au cours d'une PC ?

....

....

305. Tumeurs du pancréas

Diagnostiquer une tumeur du pancréas

➤ réponses p. 173

■ [1] Quel est le type histologique le plus fréquent de cancer du pancréas ?

....

....

■ [2] Quels sont les 4 facteurs de risque principaux de cancer du pancréas ?

....

....

■ [3] Quelles sont les 2 principales lésions pancréatiques précancéreuses ?

....

....

■ [4] Quels sont les 4 signes cliniques typiques d'un cancer de la tête du pancréas ?

....

....

■ [5] Quel est l'examen de référence pour caractériser un cancer du pancréas et son extension locorégionale ?

....

....

■ [6] En l'absence d'extension à distance, en cas de doute sur une extension locale ganglionnaire, quel est l'examen à réaliser ?

....

....

■ [7] Le CA 19.9 est-il spécifique du cancer du pancréas ?

....

....

■ [8] Quelles sont les contre-indications opératoires d'un cancer du pancréas ?

....

....

■ [9] Quels sont les 3 vaisseaux dont l'envahissement contre-indique la réséction d'un cancer du pancréas ?

....

....

■ [10] Dans quel cas peut-on surseoir à une biopsie pancréatique pour obtenir preuve histologique du cancer du pancréas ?

....

....

■ [11] H. 55 ans, suspicion de cancer de la tête du pancréas. Lésions d'allure secondaires hépatiques sur la TDM abdominale. Quels sont les 2 moyens d'obtenir le diagnostic histologique de certitude ?

....

....

■ [12] Quelles sont les 2 résections chirurgicales possibles dans le cadre du traitement d'un cancer du pancréas ?

....

....

■ [13] Quelle est la survie à 5 ans, tous stade confondus ?

....

....

■ [14] H. 75 ans, cancer de la tête du pancréas métastatique en cours de chimiothérapie. Ictère avec prurit invalidant. Quelles sont les 2 possibilités thérapeutiques pour traiter cet ictère ?

....

....

CHAPITRE 2. ŒSOPHAGE

268. Reflux gastro-œsophagien chez le nourrisson, chez l'enfant et chez l'adulte. Hernie hiatale

- Diagnostiquer un reflux gastro-œsophagien et une hernie hiatale aux différents âges
- Argumenter l'attitude thérapeutique et planifier le suivi du patient

➤ réponses p. 174

■ [1] Quels sont les 2 symptômes typiques de RGO ?

....

....

■ [2] Quels sont les 2 facteurs déclenchants de ces symptômes ?

....

....

■ [3] Quels sont les 3 principaux types de manifestations extradigestives possibles de RGO ?

....

....

■ [4] Quelles sont les 5 complications possibles du RGO ?

....

....

■ [5] Quest ce qu'un endobrachyœsophage (EBO) ?

....

....

■ [6] F. 25 ans, IMC = 30 kg/m^2, pyrosis majoré en antéflexion, régurgitations acides, sans AEG ; quel examen morphologique faites-vous ?

....

....

■ [7] Quels traitements intaurez-vous chez elle, sachant que ses symptômes sont pluriquotidiens ?

....

....

■ [8] Quelles sont les indications d'une endoscopie œso-gastro-duodénale au cours d'un RGO ?

....

....

■ [9] Que peut-elle montrer en cas de RGO ?

....

....

■ [10] Si l'endoscopie œso-gastro-duodénale est normale, quel examen faut-il faire pour confirmer le diagnostic ?

....

....

■ [11] Si l'endoscopie œso-gastro-duodénale révèle une œsophagite sévère, quel TT médical instaurez-vous ?

....

....

■ [12] Y a-t-il une indication à prescrire des IPP pour traiter un RGO se manifestant par des signes extradigestifs ?

....

....

■ [13] Si les symptômes récidivent après l'arrêt du traitement, que faut-il faire ?

....

....

■ [14] Dans quels cas peut se discuter un TT chirurgical de RGO ?

....

....

■ [15] Quelle est l'intervention chirurgicale de référence ?

■ [16] Quels sont les 2 types de hernie hiatale ?

■ [17] Laquelle peut aggraver un RGO ?

270. Dysphagie

Argumenter les principales hypothèses diagnostiques et justifier les examens complémentaires pertinents

➤ réponses p. 176

■ [1] Quelle est la définition de la dysphagie ?

....

....

■ [2] Quels sont les 2 types de dysphagies, selon la localisation, à distinguer par l'interrogatoire ?

....

....

■ [3] Quels sont les 4 diagnostics différentiels de la dysphagie ?

....

....

■ [4] Quel est l'examen complémentaire à réaliser en première intention en cas de dysphagie œsophagienne ?

....

....

■ [5] Dans quel but réalisez-vous cet examen ?

....

....

■ [6] Si la muqueuse œsophagienne est normale, faut-il faire des biopsies ?

....

....

■ [7] Si l'examen réalisé en première intention est normal, quel est l'examen à réaliser ?

....

....

■ [8] Dans quel but réalisez-vous cet examen de deuxième intention ?

....

....

■ [9] Quelles sont les 9 principales causes de dysphagie organique ?

....

....

■ [10] Quels sont les 3 troubles moteurs œsophagiens primitifs ?

....

....

■ [11] Quelles sont les 2 caractéristiques de la dysphagie lors d'une achalasie ? De quel signe s'accompagne-t-elle souvent ?

....

....

■ [12] Quel est le signe obligatoire pour le diagnostic d'achalasie à la manométrie œsophagienne ?

....

....

■ [13] Quel est le diagnostic différentiel à rechercher devant la découverte d'une achalasie diagnostiquée après 50 ans ? Par quels examens (2 examens) ?

....

....

■ [14] Quelles sont les caractéristiques de la dysphagie lors d'un cancer de l'œsophage ?

....

....

302. Tumeurs de l'œsophage

Diagnostiquer une tumeur de l'œsophage

➤ réponses p. 177

■ [1] Quels sont les 2 principaux facteurs de risque de cancer épidermoïde de l'œsophage ?

....

....

■ [2] Quelle est la lésion pré cancéreuse de l'ADK œsophagien ?

....

....

■ [3] Quels sont les 4 facteurs de risque de l'ADK œsophagien ?

....

....

■ [4] Quel est le facteur de risque commun aux 2 types histologiques de cancer de l'œsophage ?

....

....

■ [5] Quel est le symptôme révélateur dans la majorité des cas des tumeurs œsophagiennes ?

....

....

■ [6] H. 45 ans, fumeur, dysphagie, EOGD : tumeur bourgeonnante ulcérohémorragique du 1/3 supérieur de l'œsophage. Comment fait-on le diagnostic de certitude ?

....

....

■ [7] Que doit-on préciser au cours de l'EOGD ?

....

....

■ [8] Quels sont les 3 examens morphologiques à faire systématiquement dans le cadre du bilan d'extension de cette tumeur ?

....

....

■ [9] Si ces examens ne révèlent pas d'extension tumorale locorégionale ou à distance contre indiquant la résection, quels sont les 2 examens morphologiques à réaliser ?

....

....

■ [10] Les marqueurs tumoraux ont-ils une place dans le bilan d'extension ?

....

....

■ [11] La tumeur est résécable, quelles sont les 6 CI opératoires absolues à rechercher ?

....

....

■ [12] Décrivez la classification OMS de l'état général.

....

....

■ [13] Quelles adénopathies sont considérées comme des métastases d'un cancer de l'œsophage ?

....

....

■ [14] Le patient est traité par radiochimiothérapie puis est perdu de vue. Il revient vous voire 1 an plus tard car il trouve que sa voix s'est modifiée. Que suspectez-vous ?

....

....

CHAPITRE 3. ESTOMAC

269. Ulcère gastrique et duodénal. Gastrite

- Diagnostiquer un ulcère gastrique, un ulcère duodénal, une gastrite
- Identifier les situations d'urgence et planifier leur prise en charge
- Argumenter l'attitude thérapeutique et planifier le suivi du patient

➤ réponses p. 178

269. Ulcère gastrique et duodénal. Gastrite

■ [1] Quelle est la définition de l'ulcère gastro-duodénal ?

....

....

■ [2] Quelle en est la physiopathologie ?

....

....

■ [3] Quelles sont les 2 principales causes d'UGD ?

....

....

■ [4] Quels sont les symptômes d'un syndrome ulcéreux typique ?

....

....

■ [5] Quelles sont les 3 complications possibles des UGD ?

....

....

■ [6] Quel examen permet le diagnostic de certitude ?

....

....

■ [7] Quels gestes doit-on effectuer au cours de cet examen ?

....

....

■ [8] F 50 ans, ulcère duodénal découvert lors d'une gastroscopie. Mise en évidence d'*Hélicobacter pylori* sur les biopsies gastriques. Quels sont les 4 méthodes pouvant mettre en évidence cette bactérie sur les biopsies ?

....

....

■ [9] Quelle est la méthode de référence ? Qu'apporte-t-elle en plus par rapport aux autres méthodes ?

....

....

■ [10] Quel est le mode de contamination et l'épidémiologie de cette bactérie ?

....

....

■ [11] Quel traitement probabiliste de première ligne mettez-vous en place pour éradiquer HP ?

....

....

■ [12] La patiente est allergique aux béta-lactamines. Quelle est l'alternative thérapeutique possible en première ligne pour éradiquer HP ?

....

....

■ [13] Comment vérifiez-vous l'efficacité de ce traitement ?

....

....

■ [14] En cas d'UGD, dans quelle situation la sérologie HP peut être utile ?

■ [15] F. 68 ans, ulcère gastrique secondaire à une automédication par AINS pour des lombalgies. Recherche d'HP négative. Quel traitement mettez-vous en place ?

■ [16] Comment vérifiez-vous l'efficacité de ce traitement ?

■ [17] Quelles sont les indications à prescrire un antisécrétoire de façon préventive chez les patients traités par AINS ?

■ [18] Quelle est la définition d'une gastrite ?

■ [19] Quelles sont les 2 étiologies de gastrite chronique atrophiante ?

■ [20] Quel est le risque évolutif des gastrites chroniques atrophiantes ?

300. Tumeurs de l'estomac

Diagnostiquer une tumeur de l'estomac

➤ réponses p. 180

■ [1] Quel est le type histologique le plus fréquent de cancer de l'estomac ?

....

....

■ [2] Quels en sont les 2 sous types histologiques selon la classification de Lauren ?

....

....

■ [3] Quel est le principal facteur de risque de cancer de l'estomac ?

....

....

■ [4] Quels sont les 3 principaux facteurs environnementaux favorisant la survenue d'un cancer de l'estomac ?

....

....

■ [5] Quelles sont les 4 lésions précancéreuses du cancer gastrique ?

....

....

■ [6] Quel autre facteur de risque peut favoriser la survenue d'un cancer de l'estomac ?

....

....

■ [7] Quel est le gène muté dans le cancer gastrique diffus héréditaire ?

....

....

■ [8] Quelle manifestation paranéoplasique cutanée peut accompagner un cancer de l'estomac ?

....

....

■ [9] Qu'est-ce qu'une tumeur de Krükenberg ?

....

....

■ [10] L'ACE et le Ca 19.9 sont-ils utiles au diagnostic ?

....

....

■ [11] H. 45, douleur épigastrique atypique, anémie microcytaire, amaigrissement, examen physique sans particularité, quel examen faites-vous en première intention ?

....

....

■ [12] Cet examen retrouve une tumeur ulcéro hémorragique bourgeonnante de l'antre, que faites-vous au cours de l'examen pour confirmer le diagnostic ?

....

....

■ [13] Quel est l'examen morphologique de référence dans le cadre du bilan d'extension ?

....

....

■ [14] Que permet de déterminer l'échoendoscopie ?

....

....

■ [15] Quelles sont les 3 situations où elle est indiquée ?

....

....

■ [16] Vous faites le diagnostic d'ADK du fundus T2N0M0, le patient est opéré d'une gastrectomie totale avec curage ganglionnaire. Quelles sont les 5 principales complications d'une telle intervention ?

....

....

■ [17] Quelles mesures peuvent être prises pour prévenir le dumping syndrome ?

....

....

■ [18] Quelle supplémentation faut-il instaurer systématiquement après une gastrectomie totale ?

....

....

■ [19] Quel est le principal facteur pronostique après exérèse chirurgicale à visée curatrice ?

....

....

■ [20] Que faut-il faire chez les parents au premier degré d'un patient atteint de cancer gastrique ?

....

....

■ [21] En cas d'ADK de l'estomac métastatique, quel récepteur doit être rechercher sur les biopsies gastriques afin de guider la chimiothérapie ?

....

....

CHAPITRE 4. PROCTOLOGIE

285. Pathologie hémorroïdaire

- Diagnostiquer une pathologie hémorroïdaire
- Argumenter l'attitude thérapeutique et planifier le suivi du patient

➤ réponses p. 181

■ [1] Quelle est la définition d'une hémorroïde ?

....

....

■ [2] Quels sont les 2 types d'hémorroïdes ?

....

....

■ [3] Quels sont les facteurs de risque de la pathologie hémorroïdaire ?

....

....

■ [4] Quels sont les 3 symptômes de la pathologie hémorroïdaire ?

....

....

■ [5] Quels sont les diagnostics à évoquer devant une douleur anale aiguë ?

....

....

■ [6] Quelles sont les caractéristiques du saignement hémorroïdaire ?

....

....

■ [7] Quel examen faut-il faire devant un saignement évocateur d'origine hémorroïdaire après l'âge de 50 ans ?

....

....

■ [8] Dans quel but ?

....

....

■ [9] Quelle est la classification de la maladie hémorroïdaire en fonction du degré de procidence des hémorroïdes internes ?

....

....

■ [10] Quelles sont les conditions de l'examen clinique proctologique hémorroïdaire ?

....

....

■ [11] Faut-il traiter systématiquement les hémorroïdes ?

....

....

■ [12] Quels sont les 3 points clés du traitement médical symptomatique d'une crise hémorroïdaire ?

....

....

■ [13] Quels sont les 2 types de traitement que vous pouvez proposer en cas de saignement hémorroïdaire récidivant après traitement local et régulateurs du transit ?

....

....

■ [14] Faut-il instaurer un suivi particulier de la maladie hémorroïdaire ?

....

....

CHAPITRE 5. HERNIE

286. Hernie pariétale chez l'enfant et l'adulte

- Diagnostiquer une hernie inguinale de l'enfant et de l'adulte
- Argumenter l'attitude thérapeutique et planifier le suivi du patient

➤ réponses p. 182

■ [1] Quels sont les 2 types de hernies de l'aine ?

....

....

■ [2] Quelle est la zone anatomique qui permet de les distinguer ?

....

....

■ [3] Quels sont les 2 types de hernie inguinale ?

....

....

■ [4] Quel est le type de hernie de l'aine la plus fréquente chez l'enfant ?

....

....

■ [5] Comment fait-on le diagnostic positif de hernie inguinale ?

....

....

■ [6] Quelles sont les 3 caractéristiques d'une hernie non compliquée ?

....

....

■ [7] Décrivez les caractéristiques importantes de l'examen clinique d'une hernie.

....

....

■ [8] Quels sont les facteurs de risques de hernie responsables d'une hyperpression abdominale à rechercher ?

....

....

■ [9] Quelle est la complication principale d'une hernie de l'aine ?

....

....

■ [10] Quels en sont les 3 caractéristiques cliniques ?

....

....

■ [11] Quel est le risque principal de cette complication ?

....

....

■ [12] Faut-il faire des examens complémentaires pour confirmer le diagnostic de cette complication ?

....

....

■ [13] Quel est le traitement de cette complication ?

....

....

■ [14] Quelles sont les indications opératoires d'une hernie inguinale chez l'enfant et chez l'adulte ?

....

....

■ [15] Quelles sont les 4 complications per opératoires possibles ?

....

....

■ [16] Quelles sont les 2 complications post-opératoires précoces les plus fréquentes ?

....

....

■ [17] Quelle est la complication post-opératoire tardive la plus fréquente ?

....

....

279. Maladies Inflammatoires Chroniques de l'intestin (MICI) chez l'adulte et l'enfant

Diagnostiquer une maladie de Crohn et une recto-colite hémorragique

➤ réponses p. 183

■ [1] Quelle est la cause des MICI ?

....

....

■ [2] Quels sont les segments du tube digestif pouvant être atteints lors de la maladie de Crohn ?

....

....

■ [3] Quelle est l'atteinte du tube digestif la plus fréquente lors de la maladie de Crohn ?

....

....

■ [4] Quels sont les segments du tube digestif pouvant être atteints lors de la rectocolite hémorragique ?

....

....

■ [5] Citez 3 atteintes ano-périnéales possibles lors d'une maladie de Crohn ?

....

....

■ [6] Quels sont les 4 types de manifestations extra-digestives à rechercher à l'examen clinique lors d'une MICI ?

....

....

■ [7] Quelles sont les 3 atteintes dermatologiques les plus typiques à rechercher lors d'une MICI ?

....

....

■ [8] Quelle est l'évolution naturelle classique d'une MICI ?

....

....

■ [9] Quelles sont les 3 causes d'anémie les plus fréquentes lors d'une maladie de Crohn ?

....

....

■ [10] F. 28 ans, douleurs abdominales, diarrhée chronique glairo-sanglante, asthénie, arthralgies. Quels examens biologiques faites-vous en première intention ?

....

....

■ [11] Le bilan retrouve un syndrome inflammatoire et une anémie. Vous suspectez une MICI. Quels sont les 2 examens endoscopiques à faire en première intention ?

....

....

■ [12] Ces examens montrent des ulcérations aphtoïdes du colon et de l'iléon, avec intervalle de muqueuse saine. Rectum normal. De quelle MICI s'agit-il probablement ?

....

....

■ [13] Quelle est l'atteinte histologique inconstante très évocatrice de cette MICI ?

....

....

■ [14] Vous retenez ce diagnostic et instaurez un traitement de fond. La patiente consulte 6 mois plus tard aux urgences pour des douleurs abdominales post-prandiales tardives intenses en FID associées à des bruits hydro-aériques. Quel syndrome évoquez-vous ?

...

...

■ [15] Quelle complication sous jacente craignez-vous ?

...

...

■ [16] H. 32 ans, immigrée Indienne, pas d'antécédents. Douleur abdominales en FID depuis 72 heures, syndrome inflammatoire, TDM abdominale : épaississement localisé de l'iléon. Le diagnostic retenu est celui d'iléite aiguë. Quelles sont les 3 principales causes d'iléite aiguë à rechercher ?

...

...

■ [17] F 28 ans, maladie de Crohn depuis l'enfance bien contrôlée par un traitement de fond par Azathioprine. Vous pose la question de sa possibilité d'être enceinte et des particularités éventuelles de la grossesse. Que lui répondez-vous ?

...

...

■ [18] Quel est l'aspect endoscopique caractéristique de la recto colite hémorragique ?

...

...

■ [19] Quels sont les 2 principaux diagnostics différentiels de la RCH ?

■ [20] H. 40 ans, suivi pour une RCH. Traité au long cours par Azathioprine. Consulte aux urgences devant une diarrhée faite de 7 à 10 selles glairo sanglantes par jour, avec douleurs abdominales, T° = 38,8°, asthénie. Quelle complication redoutez-vous ?

■ [21] Quels sont les 3 risques majeurs de cette complication ?

■ [22] Quel examen d'imagerie simple demandez-vous en urgence ? Pourquoi ?

■ [23] L'évolution de cet épisode est favorable sous traitement adapté. Le traitement de fond est modifié. Au cours du suivi, le patient présente un prurit avec une cholestase biologique. Quelle complication est à rechercher ?

■ [24] Quel examen d'imagerie demandez-vous ? Quels seraient les signes en faveur de ce diagnostic ?

■ [25] Quels sont les signes histologiques de cette maladie ?

....

....

■ [26] À partir de quand organisez-vous une surveillance du cancer colorectal par coloscopies régulières chez les patients atteints de MICI colique ?

....

....

■ [27] Quels sont les 6 facteurs de risque de dysplasie colique au cours d'une MICI ?

....

....

280. Constipation chez l'enfant et l'adulte (avec le traitement)

- Argumenter les principales hypothèses diagnostiques et justifier les examens complémentaires pertinents
- Argumenter l'attitude thérapeutique et planifier le suivi du patient

➤ réponses p. 186

■ [1] Quels sont les 3 critères diagnostiques de constipation ?

....

....

■ [2] À partir de quel délai parle-t-on de constipation chronique ?

....

....

■ [3] Par quel moyen simple pose-t-on le diagnostic de constipation ?

....

....

■ [4] Quelle est la prévalence de la constipation dans les pays occidentaux ? (+/- 5 %)

....

....

■ [5] Quels sont les 2 mécanismes physiopathologiques de constipation fonctionnelle ?

....

....

■ [6] Quels sont les 3 grands types de causes organiques de constipation ?

....

....

■ [7] Quelles sont les 3 principales anomalies métaboliques responsables de constipation ?

....

....

■ [8] Quelle est la cause fréquente de constipation à éliminer systématiquement à l'interrogatoire ?

....

....

■ [9] Citez 5 facteurs de risque de constipation ?

....

....

■ [10] Quelle pathologie est à craindre devant l'apparition d'une constipation récente chez le sujet de plus de 50 ans ?

....

....

■ [11] Quels sont les 7 signes d'alarme devant faire rechercher une constipation organique ?

....

....

■ [12] F. 23 ans, constipée depuis l'enfance, pas de signe d'alarme, jamais traitée, interrogatoire sans particularité, quels examens complémentaires demandez-vous ?

....

....

■ [13] Vous suspectez une constipation organique, quels sont les 6 dosages biologiques recommandés à effectuer ?

....

....

■ [14] Quelles sont les 3 indications à la réalisation d'une coloscopie chez un constipé chronique ?

....

....

■ [15] Quels sont les 2 examens à réaliser en cas de constipation sans cause organique retrouvée, ne répondant pas au traitement initial, permettant de comprendre le mécanisme de la constipation ?

....

....

■ [16] En cas de constipation distale, quel serait les résultats de ces 2 examens ?

....

....

■ [17] En cas de constipation de transit, quel serait les résultats de ces 2 examens ?

....

....

■ [18] Si le mécanisme de la constipation n'est pas identifié par ces examens, quels sont les 2 examens pouvant être proposés ?

....

....

■ [19] Quelles sont les 7 principales complications locales de la constipation ?

....

....

■ [20] F. 25 ans, constipation fonctionnelle chronique. Quels traitements de première intention lui proposez-vous ?

....

....

■ [21] La constipation persiste malgré votre traitement de première intention, vos explorations complémentaires vous permettent de déterminer qu'il s'agit d'une constipation distale, quel traitement non médicamenteux pouvez-vous lui proposer ?

....

....

281. Colopathie fonctionnelle

- Diagnostiquer une colopathie fonctionnelle
- Argumenter l'attitude thérapeutique et planifier le suivi du patient

➤ réponses p. 187

■ [1] Quelle est la prévalence de la colopathie fonctionnelle dans la population générale ? (+/- 5 %)

....

....

■ [2] Quel est le sex-ratio de cette affection ?

....

....

■ [3] Quel est le mécanisme physiopathologique prédominant dans la majorité des cas de colopathie fonctionnelle ?

....

....

■ [4] Quels sont les 4 symptômes les plus fréquents en cas de colopathie fonctionnelle ?

....

....

■ [5] Devant un de ces symptômes, citez 3 arguments à rechercher à l'examen clinique en faveur d'une colopathie fonctionnelle ?

....

....

■ [6] Quel est l'objectif des examens complémentaires ?

....

....

■ [7] Quels résultats en attendez-vous ?

....

....

■ [8] Quelles sont les 5 indications à réaliser une coloscopie en cas de suspicion de colopathie fonctionnelle ?

....

....

■ [9] F. 55 ans, diarrhée chronique, majorée en période de stress professionnel. Votre examen clinique est strictement normal. Coloscopie normale. Faites-vous des biopsies lors de la coloscopie ? Pourquoi ?

....

....

■ [10] Quel est l'objectif du traitement ?

....

....

■ [11] Y a-t-il une place démontrée pour un régime alimentaire dans la prise en charge de la colopathie fonctionnelle ?

....

....

■ [12] Quel est le point clé du traitement non médicamenteux de la colopathie fonctionnelle ?

....

....

282. Diarrhée chronique chez l'adulte et l'enfant

Argumenter les principales hypothèses diagnostiques et justifier les examens complémentaires pertinents

➤ réponses p. 189

■ [1] À partir de quel délai parle-t-on de diarrhée chronique ?

■ [2] Quels sont les 3 diagnostics différentiels de la diarrhée chronique à rechercher à l'interrogatoire ?

■ [3] Quelles sont les caractéristiques des selles au cours d'une diarrhée motrice ?

■ [4] Quel est l'examen permettant d'objectiver une diarrhée motrice ?

■ [5] Quelle est la cause la plus fréquente de diarrhée motrice ?

■ [6] Citez 4 autres causes de diarrhée motrice.

■ [7] F. 25 ans, diarrhée chronique, douleurs abdominales, amaigrissement. À l'examen, pâleur cutanée, alopécie débutante, ongles cassants. Biologie : anémie, hypoalbuminémie, TP diminué. Quel mécanisme de la diarrhée suspectez-vous ?

■ [8] Quels sont les 3 mécanismes possibles de l'anémie ?

....

....

■ [9] À quoi est due la diminution du TP ?

....

....

■ [10] Quelle maladie suspectez-vous par argument de fréquence chez cette patiente ?

....

....

■ [11] Quelle pathologie dermatologique typiquement associée à cette maladie est à rechercher à l'examen clinique ?

....

....

■ [12] Quels examens biologiques demandez-vous en première intention pour étayer ce diagnostic ? (2 cas de figure possibles)

....

....

■ [13] Ces examens sont positifs, quel examen faites-vous ?

....

....

■ [14] Quels sont les 4 signes histologique de cette maladie ?

....

....

■ [15] Le diagnostic suspecté est confirmé, quel traitement mettez-vous en place ?

....

....

■ [16] Quelle est l'évolution habituelle après mise en route de ce traitement ?

....

....

■ [17] Quelle est la première cause de résistance au traitement ?

....

....

■ [18] Quelles sont les 2 complications rares de cette maladie à évoquer devant une résistance au traitement ?

....

....

■ [19] Quelle cause rare est à évoquer devant la triade diarrhée chronique, polyarthrite, fièvre ?

....

....

■ [20] Quelle est la physiopathologie de cette maladie ?

....

....

■ [21] Vous suspectez une diarrhée par maldigestion chez un patient que vous suivez pour une pancréatite chronique calcifiante, devant l'apparition récente d'une diarrhée faite de selles grasses. Quel examen complémentaire simple faite vous pour étayer votre diagnostic ?

....

....

■ [22] F. 55 ans, diarrhée aqueuse depuis plusieurs mois : 10 selles par jour, avec asthénie importante. Hypokaliémie sévère au bilan biologique, sans retentissement électrocardiographique. Reste du bilan biologique normal. Quels sont les 2 examens morphologiques à faire en première intention ?

....

....

■ [23] Ces examens sont normaux, quel examen morphologique demandez-vous en deuxième intention ?

....

....

■ [24] Cet examen montre une tumeur pancréatique hypervascularisée avec lésions hépatiques d'allure secondaire. Quelle cause rare de diarrhée évoquez-vous ?

....

....

■ [25] Quelle cause rare est à évoquer devant l'association diarrhée chronique et ulcères gastriques et duodénaux ?

....

....

■ [26] H. 30 ans, suivi en rhumatologie pour une spondylarthropathie. Apparition d'une diarrhée glairo sanglante depuis un mois. Quel est le premier diagnostic à évoquer ?

....

....

■ [27] Pourquoi faut-il faire des biopsies systématiques étagées lors d'une coloscopie effectuée dans le cadre du bilan de diarrhée chronique, lorsque celle-ci est normale ?

....

....

■ [28] Quel examen complémentaire permet de diagnostiquer une pullulation microbienne du gêle ?

....

....

■ [29] Citez 3 facteurs favorisants de pullulation microbienne du grêle.

....

....

283. Diarrhée aiguë et déshydratation chez le nourrisson, l'enfant et l'adulte

- Diagnostiquer une diarrhée aiguë chez le nourrisson, l'enfant et l'adulte
- Diagnostiquer un état de déshydratation chez le nourrisson, l'enfant et l'adulte
- Identifier les situations d'urgence et planifier leur prise en charge

172. Diarrhées infectieuses de l'adulte et de l'enfant

- Connaître les principaux agents infectieux causes de diarrhée
- Reconnaître les signes de gravité d'une diarrhée infectieuse
- Connaître les indications et savoir interpréter les résultats d'un examen bactériologique, virologique et parasitologique des selles
- Connaître les principes des traitements des diarrhées infectieuses
- Connaître les principes de prévention de la toxi-infection alimentaire et savoir la diagnostiquer
- Connaître les principes de la conduite à tenir en cas de toxi-infection alimentaire familiale ou collective

➤ réponses p. 191

■ [1] Quel est le délai retenu pour parler de diarrhée aiguë ?

....

....

■ [2] Quelle est la cause la plus fréquente de diarrhée aiguë ?

....

....

■ [3] Quelle est l'autre cause fréquente à rechercher scrupuleusement à l'interrogatoire ?

....

....

■ [4] Par quoi est défini cliniquement le syndrome dysentérique ?

....

....

■ [5] Quels sont les 8 principaux agents infectieux pouvant être responsables d'un syndrome dysentérique ?

....

....

■ [6] Quel est l'agent infectieux le plus souvent responsable de la diarrhée aiguë du voyageur ?

....

....

■ [7] Quel est le type d'agent infectieux le plus souvent responsable du syndrome gastro-entéritique épidémique hivernal ?

....

....

■ [8] Quelles sont les 2 principales complications d'une diarrhée aiguë à rechercher à l'examen clinique ?

....

....

■ [9] Citez 3 signes cliniques de déshydratation extra-cellulaire chez l'adulte.

....

....

■ [10] Citez 2 signes biologiques évoquant une déshydratation extra-cellulaire.

....

....

■ [11] Citez 2 signes cliniques de déshydratation intra-cellulaire.

....

....

■ [12] Quelles sont les 5 indications à réaliser des examens complémentaires et un traitement probabiliste d'emblée lors d'une diarrhée aiguë communautaire ?

....

....

■ [13] Quels examens complémentaires biologiques réalisez-vous ?

....

....

■ [14] Quelles sont les 2 indications à la réalisation d'une rectosigmoïdoscopie ?

....

....

■ [15] Quel traitement probabiliste spécifique mettez-vous en place après réalisation des examens complémentaires ?

■ [16] Quels sont les 4 germes recherchés systématiquement à la coproculture standard ?

■ [17] H. 25 ans, diarrhée aiguë depuis 48 heures. Apyrexie. Association à un syndrome pseudo-grippal et à des vomissements. Pas de signe de déshydratation. Notion de contage dans son entourage professionnel. Quelle est la cause la plus probable de cette diarrhée ?

■ [18] Quel examen complémentaire faites-vous ?

■ [19] Quel traitement proposez-vous ?

■ [20] Quelle est l'évolution attendue de cette diarrhée ?

■ [21] Dans quel cas les ralentisseurs du transit sont-ils contre indiqués ?

■ [22] Quelle est la définition d'une diarrhée aiguë nosocomiale ?

....

....

■ [23] Quels sont les 4 facteurs de risque principaux d'une diarrhée aiguë nosocomiale ?

....

....

■ [24] Quel est l'agent infectieux le plus souvent responsable de diarrhée aiguë nosocomiales ?

....

....

■ [25] Quelle recherche spécifique faut-il demander en plus de la coproculture pour en faire le diagnostic ?

....

....

■ [26] À quoi est due la diarrhée sous antibiotiques dans la majorité des cas ?

....

....

■ [27] Plus rarement, quels sont les 2 germes pouvant être responsable d'une diarrhée post-antibiothérapie ?

....

....

■ [28] Quel est le traitement spécifique de première intention de la colite modérée à Clostridium difficile ?

....

....

■ [29] En cas de résistance au traitement ou de colite à Clostridium difficile sévère d'emblée, quel traitement spécifique mettez-vous en place ?

....

....

■ [30] Quelle est la définition d'une TIAC (Toxi Infection Alimentaire Collective) ?

....

....

■ [31] Donnez la définition du taux d'attaque.

....

....

■ [32] Quelles sont les 3 bactéries les plus fréquemment responsables de TIAC ?

....

....

■ [33] 5 cas de diarrhées aiguës fébriles dans la famille de M. X. survenue le lendemain du mariage de sa fille. Le repas de noce était fait d'un poisson avec des légumes et en dessert d'une pièce montée et de fruits. Quelle bactérie responsable de cette TIAC suspectez-vous par argument de fréquence ?

....

....

■ [34] Quelle est la durée d'incubation de l'infection par cette bactérie ?

....

....

■ [35] Quel est le principal aliment véhicule de cette bactérie, que vous suspectez dans cette TIAC ?

....

....

■ [36] Comment faites-vous pour confirmer qu'il s'agit bien de cet aliment, en sachant qu'il y avait plus de 30 personnes au mariage ?

....

....

■ [37] Quels prélèvements effectuez-vous afin de rechercher le germe suspecté ?

....

....

■ [38] Quel est le délai d'incubation d'une toxi infection alimentaire à *Staphylococcus aureus* ?

....

....

■ [39] Quelle mesure de santé publique est à prendre devant une TIAC ?

....

....

284. Diverticulose colique et diverticulite aiguë du sigmoïde

- Diagnostiquer une diverticulose colique et une sigmoïdite
- Identifier les situations d'urgence et planifier leur prise en charge
- Argumenter l'attitude thérapeutique et le suivi du patient

➤ réponses p. 193

■ [1] Quelle est la définition de la diverticulose colique ?

....

....

■ [2] Dans quelle partie du côlon se situent les diverticules dans la majorité des cas ?

....

....

■ [3] Quels sont les 2 facteurs favorisants la diverticulose colique ?

....

....

■ [4] Quelles sont les 2 entités désignées par le terme maladie diverticulaire ?

....

....

■ [5] F. 52 ans, douleur abdominale au niveau de la fosse iliaque gauche, fébrile à 39°. Quels sont les 4 diagnostics principaux à évoquer ?

....

....

■ [6] Le bilan biologique montre un syndrome inflammatoire et une hyperleucocytose. La BU est négative. Quel est l'examen d'imagerie à demander ?

....

....

■ [7] Cet examen vous confirme le diagnostic de diverticulite sigmoïdienne. Quels sont les 2 signes en faveur de ce diagnostic ? Annotez-les sur l'imagerie ci-dessous.

....

....

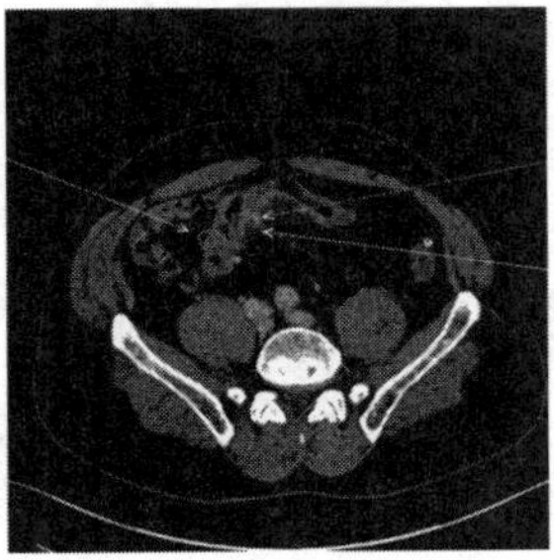

■ [8] Quels sont les signes de gravité à rechercher sur cet examen ?

....

....

■ [9] Dans quel délai doit être réalisé cet examen ?

....

....

■ [10] Quel est l'examen classiquement contre indiqué en cas de diverticulite sigmoïdienne ?

....

....

■ [11] Pourquoi ?

....

....

■ [12] Dans quels cas doit-on hospitaliser une diverticulite aiguë ?

....

....

■ [13] Sur quels germes l'antibiothérapie doit-elle être active ?

....

....

■ [14] Quelle est l'antibiothérapie recommandée en première intention en ambulatoire ?

....

....

■ [15] Et en hositalisation ?

....

....

■ [16] En cas d'allergie aux bêta-lactamine, quelle est l'antibiothérapie recommandée en ambulatoire ?

....

....

■ [17] Quelle est la durée d'antibiothérapie recommandée ?

....

....

■ [18] Un régime sans résidu est-il recommandé en prévention primaire ou secondaire d'une diverticulite ?

....

....

■ [19] Quelles sont les 4 complications locales possibles de la diverticulite ?

....

....

■ [20] Le scanner met en évidence un abcès abdominal de 6 cm compliquant une diverticulite sigmoïdienne. Quel est le stade de Hinchey ?

....

....

■ [21] Quel traitement de première intention proposez-vous en plus de l'antibiothérapie ?

....

....

■ [22] En cas d'échec de ce traitement, quel traitement faites-vous ?

....

....

■ [23] F 70 ans, poussée de diverticulite il y a 2 mois, consulte pour pollakiurie et présence de selles dans ses urines, quelle complication suspectez-vous ?

....

....

■ [24] Ce diagnostic est confirmé, quel traitement proposez-vous ?

....

....

■ [25] Quelles sont les indications d'un traitement chirurgical prophylactique après une première poussée de diverticulite ?

....

....

■ [26] En quoi consiste ce traitement chirurgical ?

....

....

■ [27] Quel examen doit être réalisé avant cette chirurgie, en particulier chez les plus de 50 ans ?

....

....

■ [28] Dans quel but ?

....

....

298. Tumeurs du côlon et du rectum

- Diagnostiquer une tumeur du côlon et une tumeur du rectum
- Planifier le suivi du patient

➤ réponses p. 195

■ [1] Quel est le type histologique le plus fréquent de cancer colorectal (CCR) ?

....

....

■ [2] Quelle est la position du CCR en termes de fréquence parmi l'ensemble des cancers dans la population française chez l'homme et chez la femme ?

....

....

■ [3] Quel est l'âge moyen au moment du diagnostic de CCR ?

....

....

■ [4] Quelle est la survie à 5 ans pour les stades localisés, les stades avec envahissement loco régional et les stades métastatiques ? (+/- 5 %)

....

....

■ [5] Définir la population à risque moyen de CCR.

....

....

■ [6] Définir la population à risque élevé de CCR.

....

....

■ [7] Définir la population à risque très élevé de CCR.

....

....

■ [8] À qui s'adresse le dépistage organisé du CCR ? En quoi consiste-t-il ?

....

....

■ [9] Si ce dépistage est positif chez un individu, que faut-il faire ?

....

....

■ [10] H. 40 ans, père atteint d'un cancer colique à l'âge de 60 ans, à partir de quel âge mettez-vous en place une surveillance par coloscopie chez cet H. ?

....

....

■ [11] F. 30 ans, père atteint d'un cancer du rectum à l'âge de 42 ans, à partir de quel âge mettez-vous en place une surveillance par coloscopie chez cet F. ?

....

....

■ [12] Une coloscopie complète est réalisée chez une F. de 70 ans dans le cadre de l'exploration d'une anémie ferriprive. Celle-ci retrouve une tumeur bourgeonnante ulcéro hémorragique colique droite. Vous suspectez un cancer colique droit. Comment confirmez-vous le diagnostic ?

....

....

■ [13] Le diagnostic de cancer colique droit est confirmé. Quel bilan paraclinique réalisez-vous ?

....

....

■ [14] Votre bilan montre une tumeur envahissant la musculeuse, sans extension à distance. Quel traitement proposez-vous ?

....

....

■ [15] L'examen histologique montre un envahissement ganglionnaire (3 ganglions sur 15 envahis). Quel traitement proposez-vous ?

....

....

■ [16] Quels sont les effets indésirables spécifiques de ce traitement ?

....

....

■ [17] Quels sont les principaux effets indésirables aspécifiques de ce traitement ?

....

....

■ [18] Comment prévient-on la survenue d'une mucite ?

....

....

■ [19] Définir la classification pTNM et le stade de cette tumeur.

....

....

■ [20] Quelles sont les modalités de surveillance à mettre en place après le traitement curatif d'une tumeur colique chez les patients à risque moyen de CCR ?

....

....

■ [21] Si la coloscopie est impossible à réaliser, quel examen peut-on proposer ?

....

....

■ [22] Si le TDM TAP injectée est non réalisable, quels sont les 3 ou 4 examens à réaliser ?

....

....

■ [23] Quels sont les 6 objectifs du suivi ?

....

....

■ [24] Pour les cancers du côlon T3 ou T4, sans envahissement ganglionnaire, quels sont les 8 facteurs de mauvais pronostic devant faire discuter d'une chimiothérapie adjuvante dans les suites opératoires, en l'absence d'instabilité microsatellitaire tumorale ?

....

....

■ [25] Pour les tumeurs du bas et moyen rectum, quels sont les 2 examens permettant l'évaluation loco régionale ?

....

....

■ [26] Quels est le traitement à proposer pour les tumeurs du bas et moyen rectum N+, T3, ou T4, en pré opératoire ?

....

....

■ [27] Quels en sont les 2 objectifs principaux ?

....

....

■ [28] Quel est le principal facteur de mauvais pronosticque d'un CCR ?

....

....

■ [29] Quelle est la conduite à tenir devant la découverte d'un polype lors d'une coloscopie ?

....

....

■ [30] Quel principal type histologique de polype présente un risque de dégénérescence cancéreuse ?

....

....

■ [31] Quels sont les 2 mécanismes moléculaires pouvant être impliqués dans la survenue d'un CCR ?

....

....

■ [32] Lequel est le plus fréquemment impliqué dans les CCR sporadiques ?

....

....

■ [33] Lequel est impliqué dans le syndrome de Lynch ?

....

....

■ [34] Lequel est impliqué dans la polypose adénomateuse familiale ?

....

....

■ [35] Quels sont les 2 gènes pouvant être mutés au cours de la polypose adénomateuse familiale ?

....

....

■ [36] Quels sont respectivement leurs modes de transmission ?

....

....

■ [37] Quelles sont les 2 indications de la recherche d'une instabilité des microsatellites lors de l'examen anatomopathologique d'un cancer colique ?

....

....

■ [38] Quels sont les principaux cancers du spectre HNPCC ?

....

....

■ [39] Quels sont les critères cliniques permettant de poser le diagnostic de syndrome de Lynch ?

....

....

■ [40] Les formes incomplètes de syndrome de Lynch étant fréquentes, quels sont les 4 critères cliniques devant faire prescrire une consultation d'oncogénétique d'emblée ?

....

....

■ [41] F. 19 ans, syndrome de Lynch familial. Mise en évidence de la mutation familiale chez elle. Quelles sont les recommandations de surveillance pour cette patiente ?

....

....

■ [42] Elle vous pose la question de la place d'une chirurgie colorectale prophylactique. Que lui répondez-vous ?

....

....

■ [43] En cas de polypose adénomateuse familiale liée au gène APC, à partir de quel âge débutez-vous une surveillance par coloscopie ? À quel rythme ?

....

....

■ [44] En cas de polypose adénomateuse familiale liée au gène APC, quelle est la place d'une chirurgie colorectale prophylactique ?

....

....

CHAPITRE 7. FOIE ET VOIES BILIAIRES

163. Hépatites virales

- Connaître les modes de transmission des différentes hépatites virales et les modalités de leur prévention
- Prescrire et interpréter les examens sérologiques utiles au diagnostic
- Connaître les grands principes du traitement et de la surveillance des hépatites chroniques B et C
- Connaître les modalités de prévention
- Identifier les situations d'urgence et planifier leur prise en charge

➤ réponses p. 199

■ [1] Quels sont les principaux virus responsables d'hépatite virale aiguë ?

....

....

■ [2] Quelle est l'autre grande étiologie d'hépatite aiguë ?

....

....

■ [3] Quel est le seul virus à ADN parmi les virus des hépatites ?

....

....

■ [4] Quel est le mode de transmission du VHA et du VHE ?

....

....

■ [5] Quels sont les 4 modes de transmission du VHB ?

....

....

■ [6] Quels sont les 2 principaux modes de transmission du VHC ?

....

....

■ [7] Quels sont les signes cliniques des hépatites virales aiguës dans 80 % des cas ?

....

....

■ [8] Quels sont les 3 éléments sur lesquels repose le diagnostic d'hépatite virale aiguë ?

....

....

■ [9] Quels sont les marqueurs sérologiques d'une hépatite B aiguë ?

....

....

■ [10] Quels sont les 2 signes de gravité à rechercher devant une hépatite aiguë ?

....

....

■ [11] Quelle est la définition d'une hépatite aiguë sévère ?

....

....

■ [12] Quelle est la définition d'une hépatite fulminante ?

....

....

■ [13] Quel traitement doit être discuté en urgence en cas d'hépatite fulminante ?

....

....

■ [14] Quelles sont les 3 causes les plus fréquentes d'hépatite aiguë virale pouvant se compliquer d'hépatite chronique ?

....

....

■ [15] Pour quelle hépatite virale aiguë faut-il mettre en place un traitement médicamenteux spécifique ? De quel traitement s'agit-il ? Quel est le but de ce traitement ?

....

....

■ [16] Quels sont les marqueures sérologiques d'une hépatite B résolutive ?

....

....

■ [17] Comment sont les marqueurs sérologiques d'un patient vacciné contre l'hépatite B ?

....

....

■ [18] Quelles maladies épidémiologiquement liées doit-on rechercher devant une hépatite B ?

....

....

■ [19] Quel pourcentage d'hépatite B aiguë évolue vers une infection chronique par le VHB chez l'adulte immunocompétent ? (+/- 5 %)

....

....

■ [20] Quelle est la définition d'une infection chronique par le VHB ?

....

....

■ [21] Quelles sont les 3 phases possibles d'une infection chronique par le VHB ?

....

....

■ [22] Quels sont les 2 tests simples permettant de distinguer ces différentes situations ?

....

....

■ [23] Décrire les résultats de ces 2 tests pour chaque situation.

....

....

■ [24] Quelle est la méthode de référence pour évaluer la sévérité de la maladie hépatique lors d'une hépatite B chronique active ?

....

....

■ [25] Dans quels cas envisagez-vous un traitement en cas d'hépatite chronique B (citez les deux situations les plus fréquentes) ?

....

....

■ [26] Quels sont les principaux traitements médicamenteux utilisés pour traiter l'hépatite B chronique ?

....

....

■ [27] Quels sont les objectifs de ce traitement ?

....

....

■ [28] Que faites-vous vis-à-vis de l'entourage du patient présentant une hépatite B ?

....

....

■ [29] Quel pourcentage d'hépatite C aiguë évolue vers une infection chronique par le VHC chez l'adulte immunocompétent ? (+/- 5 %)

....

....

■ [30] Quelles sont les 4 méthodes non invasives utilisables pour évaluer la fibrose hépatique en cas d'hépatite C chronique non traitée sans comorbidités ?

....

....

■ [31] Quels en sont les 2 principaux avantages par rapport à la PBH ?

....

....

■ [32] Quels sont les 2 génotypes du VHC qui sont les meilleurs répondeurs aux traitements anti viraux ?

....

....

■ [33] Doit-on envisager un traitement anti viral chez les patients présentant une hépatite chronique C minime ?

....

....

■ [34] Quels sont les principaux facteurs de progression de la fibrose hépatique à prendre en compte dans la décision thérapeutique ?

....

....

■ [35] Quels sont les 3 traitements médicamenteux disponibles pour traiter l'hépatite chronique C ?

....

....

■ [36] Dans quelle situation la trithérapie antivirale C doit être proposée en première intention ?

....

....

■ [37] Quels sont les 3 principaux facteurs prédictifs de bonne réponse à une bithérapie par Interféron pégylé et Ribavirine ?

....

....

■ [38] H. 55 ans, cirrhose décompensée, d'origine virale C. Mettez-vous en place un traitement antiviral incluant de l'interféron ?

....

....

■ [39] Comment est définie la guérison d'une hépatite C ?

....

....

■ [40] Quels sont les objectifs du traitement d'une hépatite chronique C ?

....

....

■ [41] Quelle sont les principales contre indications à un traitement médicamenteux par Interféron ?

....

....

■ [42] Quelles sont les mesures à associer systématiquement au traitement médicamenteux d'une hépatite chronique ?

....

....

273. Hépatomégalie et masse abdominale

Devant une hépatomégalie, une masse abdominale, ou la découverte de nodules hépatiques, argumenter les principales hypothèses diagnostiques et justifier les examens complémentaires pertinents

➤ réponses p. 202

■ [1] Quelle est la définition d'une hépatomégalie ?

....

....

■ [2] Quel est l'examen d'imagerie de première intention à réaliser devant une hépatomégalie ?

....

....

■ [3] Quels sont les examens biologiques à réaliser en première intention devant une hépatomégalie ?

....

....

■ [4] H. 65 ans, en surcharge pondérale, hypertendu. Hépatomégalie diffuse et homogène. Foie hyperéchogène à l'échographie. Quel diagnostic suspectez-vous ?

....

....

■ [5] H. 60 ans, hépatomégalie à bord inférieur tranchant, circulation veineuse collatérale abdominale, angiomes stellaires, splénomégalie. Quel diagnostic suspectez-vous ?

....

....

■ [6] H. 50 ans, hépatomégalie douloureuse et OMI à l'examen clinique. À l'échographie abdominale, l'hépatomégalie est diffuse et homogène ; les veines sus-hépatiques sont dilatées. Quel diagnostic suspectez-vous ? Par quel examen le confirmez-vous ?

....

....

■ [7] Hépatomégalie d'étiologie indéterminée par les examens d'imagerie et biologiques. Quel est l'examen à réaliser pour établir un diagnostic étiologique ?

....

....

■ [8] F. 45 ans, suivie dans le cadre d'un ADK du colon gauche opéré il y a 2 ans. Apparition d'une hépatomégalie hétérogène à l'examen clinique. Quel est le premier diagnostic à évoquer ?

....

....

■ [9] F. 60 ans, hépatomégalie de découverte fortuite par la patiente. Kyste liquidien sans paroi ni cloison à l'échographie hépatique. Quel est votre diagnostic ?

....

....

■ [10] F. 32 ans, masse hypogastrique à la palpation. Quel est le premier examen complémentaire à réaliser ?

....

....

■ [11] F. 88 ans, hospitalisée pour pneumopathie. Masse hypogastrique à l'examen. Quel est le diagnostic à évoquer par argument de fréquence ? Quels arguments en faveur de ce diagnostic recherchez-vous à l'examen physique ?

....

....

■ [12] H. 55 ans, masse abdominale au niveau de l'ombilic, battante, avec souffle vasculaire à l'auscultation. Quel diagnostic suspectez-vous ? Quel examen d'imagerie réalisez-vous ?

....

....

274. Lithiase biliaire et complications

- Diagnostiquer une lithiase biliaire et ses complications
- Identifier les situations d'urgence et planifier leur prise en charge
- Argumenter l'attitude thérapeutique et planifier le suivi du patient

➤ réponses p. 203

■ [1] Quels sont les 3 types de calculs biliaires ?

....

....

■ [2] Quel est le type le plus fréquent ?

....

....

■ [3] Quelles sont les 4 grandes étapes physiopathologiques de la formation de ce type de calcul ?

....

....

■ [4] Citez 5 facteurs de risque de ce type de calcul ?

....

....

■ [5] Quelle est la physiopathologie de la colique hépatique ?

....

....

■ [6] Quelles sont les caractéristiques d'une douleur de colique hépatique ?

....

....

■ [7] Quel est l'examen d'imagerie à faire en première intention devant ce type de douleur ?

....

....

■ [8] Que montre-t-il en cas de colique hépatique (signes positifs et négatifs) ?

....

....

■ [9] F. 46 ans, en surpoids, douleur typique de colique hépatique. Pas de défense, pas de fièvre, pas d'ictère. Échographie abdominale : 2 calculs vésiculaires sans autres anomalies. Le bilan biologique effectué ne montre qu'une élévation des transaminases à 3 fois la normale. Que témoigne cette augmentation des transaminases ? Quelle va en être l'évolution prévisible ?

....

....

■ [10] Quel est le traitement à proposer ?

....

....

■ [11] H. 60 ans, découverte d'une lithiase vésiculaire lors d'une échographie abdominale faite tous les 6 mois dans le cadre du suivi d'une cirrhose. N'a jamais eu de douleur abdominale. Quelle est la conduite à tenir ?

....

....

■ [12] Quelle est la physiopathologie de la cholécystite aiguë ?

....

....

■ [13] Quels sont les 4 signes cliniques typiques positifs et négatifs lors d'une cholécystite aiguë ?

....

....

■ [14] Vous suspectez une cholécystite aiguë, quels examens biologiques prescrivez-vous ?

■ [15] Quel examen d'imagerie permet de confirmer le diagnostic de cholécystite aiguë ?

■ [16] Quels sont les 4 signes en faveur de ce diagnostic lors de cet examen ?

■ [17] Quelles sont les 2 principales complications de la cholécystite aiguë ?

■ [18] Quelles sont les 2 grandes lignes du traitement d'une cholécystite aiguë ?

■ [19] Quelle est la physiopathologie de l'angiocholite aiguë lithiasique ?

■ [20] Quelles sont les autres causes possibles d'angiocholite ?

■ [21] Quels sont les 3 signes cliniques typiques d'angiocholite, par ordre successif d'apparition ?

....

....

■ [22] Que montre typiquement le bilan hépatique en cas d'angiocholite aiguë ?

....

....

■ [23] Quels sont les 3 signes échographiques possibles en cas d'angiocholite aiguë lithiasique ?

....

....

■ [24] Quelles sont les 2 grandes lignes du traitement d'une angiocholite aiguë ?

....

....

■ [25] Vous suspectez une lithiase de la VBP, devant des douleurs abdominales intermittentes associées à une cholestase biologique chez une patiente de 55 ans. Apyrétique. Bon état général. L'échographie abdominale est normale. Quels sont les 2 examens d'imagerie les plus performants pour mettre en évidence une lithiase de la VBP ?

....

....

■ [26] Ces examens confirment la présence d'un calcul dans la VBP. La patiente a toujours sa vésicule biliaire. Quelles sont les 2 stratégies thérapeutiques possibles ?

....

....

■ [27] Quelles sont les 2 principales complications de la CPRE ?

....

....

■ [28] Quelles sont les 2 principales complications de la sphinctérotomie endoscopique ?

....

....

275. Ictère

- Argumenter les principales hypothèses diagnostiques et justifier les examens complémentaires pertinents
- Diagnostiquer un ictère chez le nouveau-né, identifier les situations d'urgence et planifier leur prise en charge

➤ réponses p. 205

■ [1] Quelle est la définition de l'ictère cutanéo-muqueux ?

■ [2] Où peut-on visualiser un ictère léger ou débutant ?

■ [3] Quelles sont les 2 formes de bilirubine retrouvées dans le plasma ?

■ [4] Quelle est la forme prédominante dans le plasma chez un sujet normal ?

■ [5] D'où provient-elle ?

■ [6] À quelle protéine plasmatique est-elle liée ?

■ [7] Quelle est la forme responsable de la coloration des urines ?

■ [8] Dans quel organe s'effectue la conjugaison de la bilirubine ? Par quelle enzyme ?

....

....

■ [9] Quelles sont les 5 causes d'ictère à bilirubine libre ?

....

....

■ [10] Quelles sont les 2 causes les plus fréquentes parmi celles-ci ?

....

....

■ [11] Quels sont les 4 examens biologiques à demander à la recherche d'une hémolyse ?

....

....

■ [12] L'ictère à bilirubine conjuguée est lié à une cholestase le plus souvent. Quelle est la définition de la cholestase ?

....

....

■ [13] Quels sont les 2 signes biologiques de cholestase ?

....

....

■ [14] Quels sont les 3 signes cliniques évocateurs de cholestase ?

....

....

■ [15] Quel est l'examen d'imagerie de première intention à effectuer devant un ictère cholestatique ?

....

....

■ [16] Quelles sont les 3 causes les plus fréquentes d'ictère cholestatique par obstruction de la voie biliaire principale ?

....

....

■ [17] Quelle est la cause la plus fréquente d'ictère cholestatique sans obstacle sur les voies biliaires ?

....

....

■ [18] Vous diagnostiquez un cancer de la tête du pancréas responsable d'une compression de la VBP devant un ictère cholestatique chez un H. 70 ans. Vous organisez la pose d'une prothèse biliaire par voie endoscopique. Le bilan d'anesthésie montre un TP = 50 %. Expliquez la physiopathologie de cette baisse du TP. Que faites-vous avant l'intervention ?

....

....

276. Cirrhose et complications

- Diagnostiquer une cirrhose
- Identifier les situations d'urgence et planifier leur prise en charge
- Argumenter l'attitude thérapeutique et planifier le suivi du patient
- Décrire les principes de la prise en charge au long cours en abordant les problématiques techniques, relationnelles et éthiques en cas d'évolution défavorable

➤ réponses p. 207

■ [1] Quels sont les principaux signes cliniques évocateurs de cirrhose à rechercher à l'examen physique ?

....

....

■ [2] Comment sont classiquement les 3 lignées sanguines sur l'hémogramme en cas de cirrhose ?

....

....

■ [3] Quelles sont les 2 anomalies possibles sur l'électrophorèse des protéines en cas de cirrhose ?

....

....

■ [4] Que montre classiquement le bilan d'hémostase en cas de cirrhose ?

....

....

■ [5] Vous suspectez le diagnostic de cirrhose sur des arguments clinico biologiques. Quels sont les 2 examens morphologiques de première intention à effectuer pour conforter ce diagnostic ?

....

....

■ [6] Comment effectuer vous le diagnostic de certitude de cirrhose ?

....

....

■ [7] Quels sont les 2 cas où pouvez-vous surseoir à cet examen ?

....

....

■ [8] Quelles sont les 6 principales causes de cirrhose ?

....

....

■ [9] Quel est le bilan étiologique de première intention recommandé par l'HAS après avoir fait le diagnostic de cirrhose ?

....

....

■ [10] Le patient chez qui vous avez diagnostiqué une cirrhose vous avoue une consommation excessive prolongée d'alcool. Effectuez-vous quand même ce bilan étiologique ?

....

....

■ [11] Vous suspectez une cirrhose d'origine auto immune chez une femme de 60 ans. Quel bilan biologique complémentaire demandez-vous pour étayer ce diagnostic ?

....

....

■ [12] H. 25 ans, cirrhose, dysarthrie à l'examen physique. Quelle étiologie rare de cirrhose suspectez-vous ?

....

....

■ [13] Quel est le mode de transmission de cette maladie ?

....

....

■ [14] Quel signe pathognomonique de cette maladie recherchez-vous à l'examen ophtalmologique ?

....

....

■ [15] Quels sont les 3 examens biologiques à demander pour étayer ce diagnostic ?

....

....

■ [16] H.45 ans, breton, cirrhose. Bilan étiologique : ferritine augmentée, coefficient se saturation de la transferrine > 45 %. Quel diagnostic suspectez-vous ?

....

....

■ [17] Comment faites-vous le diagnostic de certitude ?

....

....

■ [18] Quelles sont les 3 atteintes qui conditionnent le pronostic vital au cours de cette pathologie ?

....

....

■ [19] Quel traitement curatif allez vous mettre en place chez ce patient, en l'absence de contre-indication ?

....

....

■ [20] Quel score permet d'évaluer la gravité de la cirrhose ?

...

...

■ [21] Quels sont les 5 éléments pris en compte par ce score de gravité ?

...

...

■ [22] Quels sont les examens morphologiques à effectuer dans le cadre du suivi d'une cirrhose non compliquée ? À quelle fréquence ?

...

...

■ [23] Quels sont les examens biologiques à effectuer dans le cadre du suivi d'une cirrhose non compliquée ? À quelle fréquence ?

...

...

■ [24] Au cours de l'endoscopie systématique réalisée dans le cadre du suivi d'un cirrhotique connu, vous diagnostiquez des VO de stade 2. Quels sont les 2 traitements que vous pouvez effectuer ?

...

...

■ [25] Quel est le but de ces traitements ?

...

...

■ [26] Effectuez-vous un contrôle endoscopique après avoir instauré ces traitements ?

...

...

■ [27] Quels sont les 4 vaccins à effectuer chez un cirrhotique s'il n'est pas immunisé ?

....

....

■ [28] Vous suivez un patient depuis 5 ans pour une cirrhose alcoolique. Il consulte aux urgences de votre hôpital devant des OMI et une augmentation du périmètre ombilical faisant suspecter une ascite. Quel est l'examen à faire ? Que recherchez-vous (donnez en la définition) ?

....

....

■ [29] Le diagnostic que vous craignez est confirmé. Quel est le traitement spécifique à mettre en place ?

....

....

■ [30] Que faut-il faire 48 heures après l'instauration de ce traitement ? Pourquoi ?

....

....

■ [31] F. 60 ans, suivie pour une cirrhose d'origine virale. Consulte aux urgences de votre hôpital pour ascite et œdèmes des membres inférieurs. La ponction de liquide d'ascite montre qu'il s'agit d'un liquide pauvres en potides, PNN = 50/mm^3. Quelles sont les 2 grandes lignes du traitement à mettre en place en première intention ?

....

....

■ [32] Quels sont les paramètres biologiques à surveiller après l'instauration de ce traitement ?

....

....

■ [33] Quelles sont les 2 indications à réaliser une PLA évacuatrice ?

....

....

■ [34] Quelles sont les deux indications à effectuer une expansion volémique avec de l'albumine humaine à 20 % ?

....

....

■ [35] Malgré le traitement mis en place, l'ascite persiste chez F. 60 ans. Quel est le traitement à discuter en première intention ?

....

....

■ [36] La patiente présente des contre-indications à la réalisation de ce traitement, quels sont les 2 traitements possibles pour traiter son ascite ?

....

....

■ [37] Quels sont les 5 facteurs déclenchants les plus fréquents de l'encéphalopathie hépatique à rechercher ?

....

....

■ [38] H. 70 ans, cirrhotique connu, sous propranolol au long cours pour les VO de stade 2. Hématémèse. Quel est le traitement spécifique à mettre en place chez ce patient le plus rapidement possible, en plus du traitement symptomatique ? Pendant combien de temps ?

....

....

■ [39] Quel est l'objectif physiopathologique de ce traitement ?

....

....

■ [40] Quels sont les 2 autres traitements médicamenteux à mettre en place chez ce patient ?

....

....

■ [41] Dans quel délai effectuez-vous une endoscopie digestive haute chez ce patient ?

....

....

■ [42] L'endoscopie retrouve des VO de stade 3 avec signes rouges. Quelle est la conduite à tenir ?

....

....

■ [43] Comment prévenir la survenue d'une nouvelle hémorragie digestive chez ce patient ?

....

....

277. Ascite

Argumenter les principales hypothèses diagnostiques et justifier les examens complémentaires pertinents

➤ réponses p. 210

■ [1] Quels signes cliniques sont évocateurs d'ascite à l'examen physique ?

....

....

■ [2] En cas de doute à l'examen physique, quel examen complémentaire simple permet de poser le diagnostic ?

....

....

■ [3] Où doit s'effectuer une ponction de liquide d'ascite ?

....

....

■ [4] Quels sont les 3 types d'analyses qui doivent être systématiques sur le liquide d'ascite ?

....

....

■ [5] Quelles sont les 2 principales complications de l'ascite ?

....

....

■ [6] Quel est le seuil retenu pour distinguer les ascites riches et pauvres en protides ?

....

....

■ [7] Quelle est la principale cause d'ascite pauvre en protides ?

....

....

■ [8] Quelle est la principale cause d'ascite riche en protides ?

....

....

■ [9] Quelles sont les caractéristiques de l'ascite lors d'une tuberculose péritonéale ?

....

....

■ [10] Comment s'effectue le diagnostic de certitude de tuberculose péritonéale ?

....

....

■ [11] Quelles sont les 2 caractéristiques d'une ascite chyleuse ?

....

....

■ [12] Quel est le mécanisme d'une ascite chyleuse ?

....

....

■ [13] Quelle est la caractéristique d'une ascite pancréatique ?

....

....

■ [14] Quel est le mécanisme d'une ascite pancréatique ?

....

....

■ [15] F. 75 ans, apparition d'une ascite récente riche en protides, pauvre en leucocytes. À l'examen, OMI bilatéraux prenant le godet, hépatomégalie, souffle diastolique au foyer tricuspide. Quelle cause de l'ascite suspectez-vous ?

....

....

■ [16] Quelles sont les 2 principales causes de carcinose péritonéale ?

....

....

301. Tumeurs du foie, primitives et secondaires

Diagnostiquer une tumeur du foie, primitive et secondaire

➤ réponses p. 211

301. Tumeurs du foie, primitives et secondaires

■ [1] Quelles sont les 4 tumeurs bénignes du foie les plus fréquentes ?

....

....

■ [2] Parmi celles-ci, laquelle est à risque de transformation maligne ?

....

....

■ [3] Quelles sont les 3 lésions infectieuses du foie les plus fréquentes ?

....

....

■ [4] Quelle est la tumeur maligne du foie la plus fréquente ?

....

....

■ [5] Quel est le type histologique qui représente 80-90 % des cancers primitif du foie ?

....

....

■ [6] Sur quelle maladie sous jacente se développe-t-il dans 90 % des cas ?

....

....

■ [7] Quel est le taux de survie à 5 ans tous stades confondu de ce cancer ?

....

....

■ [8] Quelle est la circonstance de découverte la plus fréquente de ce cancer ?

....

....

■ [9] Quels sont les 3 examens d'imagerie permettant de caractériser une tumeur hépatique ?

....

....

■ [10] Quel est l'aspect échographique d'un kyste biliaire simple ?

....

....

■ [11] F. 50 ans, origine française, pas de voyage, aspect échographique typique de kyste biliaire simple. Faites-vous des investigations complémentaires ? Si oui, lesquelles ?

....

....

■ [12] Quel traitement instaurez-vous ?

....

....

■ [13] H. 55 ans, originaire du Maroc, en France depuis 3 ans, aspect échographique de kyste biliaire cloisonné. Faites-vous des investigations complémentaires ? Si oui, lesquelles ?

....

....

■ [14] Quelle est la fréquence des hémangiomes bénins dans la population générale ? (+/- 5 %)

....

....

■ [15] Quelle est la cinétique de prise du produit de contraste caractéristique d'un hémangiome bénin ?

....

....

■ [16] Quelle classe médicamenteuse favorise le développement d'adénome hépatocytaire ?

....

....

■ [17] Quels sont les 2 types d'abcès hépatiques ?

....

....

■ [18] Quels sont les 2 signes cliniques classiques d'abcès hépatique ?

....

....

■ [19] Quelle est la cinétique de prise du produit de contraste d'un abcès ?

....

....

■ [20] Quelle autre tumeur hépatique prend le contraste de façon similaire ?

....

....

■ [21] Quels sont les 2 examens à faire devant un abcès hépatique ?

....

....

■ [22] Quel parasite est responsable des kystes hydatiques ?

....

....

■ [23] Quels sont les critères diagnostiques d'un kyste hydatique ?

....

....

■ [24] Quelles sont les caractéristiques typiques d'un kyste hydatique à l'imagerie ?

....

....

■ [25] Quelles sont les 2 principales complications d'un kyste hydatique ?

....

....

■ [26] H. 60 ans, traité d'un adénocarcinome lieberkhünien du colon gauche il y a 6 mois par hémicolectomie gauche et chimiothérapie adjuvante, classé pT2N1M0. Vient en consultation de suivi avec la TDM abdomino-pelvienne ci-dessous. Quel diagnostic suspectez-vous ? Faites-vous une biopsie pour confirmer votre diagnostic ?

....

....

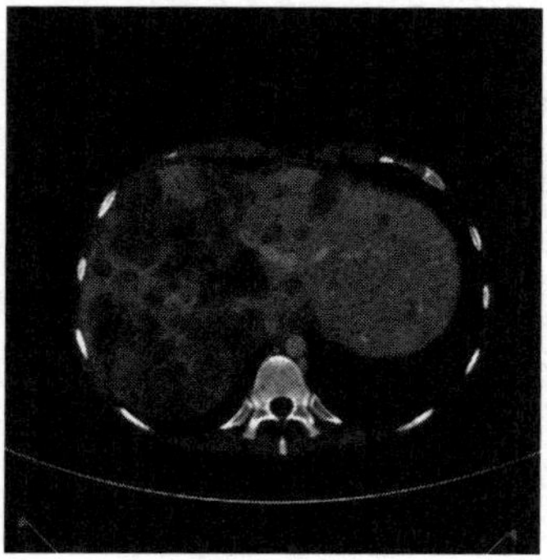

■ [27] La ponction biopsie hépatique (PBH) est-elle systématique pour le diagnostic de CHC ?

....

....

■ [28] Quelles sont les 2 principales complications de ce geste ?

....

....

■ [29] Quels sont les 2 contre indications de le PBH transpariétale ?

....

....

■ [30] Quelle est la cinétique de prise de produit de contraste typique de CHC à l'imagerie ?

....

....

■ [31] À quoi est due cette cinétique de réhaussement ?

....

....

■ [32] H. 65 ans, cirrhose, découverte d'un nodule hépatique de 0,6 cm à l'échographie lors de son suivi. Quelle est la conduite à tenir ?

....

....

■ [33] H. 65 ans, cirrhose, découverte d'un nodule de 1,5 cm lors de son suivi. Quelle est la conduite à tenir ?

....

....

CHAPITRE 8. URGENCES

349. Syndrome occlusif de l'enfant et de l'adulte

- Diagnostiquer un syndrome occlusif
- Identifier les situations d'urgence et planifier leur prise en charge

➤ réponses p. 213

■ [1] Quels sont les 4 signes cliniques typiques du syndrome occlusif ?

....

....

■ [2] Parmi ces signes, quel est le plus spécifique ?

....

....

■ [3] Quelles sont les 2 localisations classiquement distinguées de l'occlusion intestinale ?

....

....

■ [4] Quels sont les 3 mécanismes physiopathologiques possibles d'une occlusion intestinale ?

....

....

■ [5] Quels sont les 3 éléments à ne pas oublier à l'examen physique du patient, pouvant vous orienter vers une étiologie ?

....

....

■ [6] Quel est l'examen d'imagerie de référence en cas de suspicion de syndrome occlusif intestinal ?

....

....

■ [7] Quels sont les 6 éléments à rechercher sur cet examen ?

....

....

■ [8] Décrire l'aspect des niveaux hydroaériques sur l'ASP debout en cas d'occlusion haute.

....

....

■ [9] Décrire l'aspect des niveaux hydroaériques sur l'ASP debout en cas d'occlusion basse.

....

....

■ [10] Quelles sont les 2 causes les plus fréquentes d'occlusion du grêle par strangulation ?

....

....

■ [11] Quelle est la cause d'occlusion basse par strangulation la plus fréquente ?

....

....

■ [12] Quel est le risque d'une occlusion intestinale par strangulation ?

....

....

■ [13] Quels en sont les signes cliniques, biologiques et scannographiques évocateurs ?

....

....

■ [14] Que faites-vous si ces signes sont présents ?

....

....

■ [15] Quel traitement de première intention peut être proposé en cas d'occlusion sur bride en l'absence de signes de gravité ?

....

....

■ [16] En cas d'échec de ce traitement, quel traitement faites-vous ?

....

....

■ [17] Citez 3 causes possibles d'occlusion du grêle par obstruction.

....

....

■ [18] Quelle est la cause d'occlusion basse par obstruction fréquente à éliminer en premier lieu surtout chez les sujets âgés ?

....

....

■ [19] H. 68 ans, alternance diarrhée constipation depuis plusieurs mois, amaigrissement. Syndrome occlusif d'apparition récente, avec constipation d'aggravation progressive jusqu'à arrêt du transit complet. Quel diagnostic suspectez-vous ?

....

....

■ [20] Le scanner est en faveur de votre hypothèse diagnostique, et montre une colectasie du côlon d'amont. Quelles sont les 2 interventions possibles à discuter, en plus du traitement médical, afin de lever l'occlusion ?

....

....

350. Hémorragie digestive

- Diagnostiquer une hémorragie digestive
- Identifier les situations d'urgence et planifier leur prise en charge pré-hospitalière et hospitalière

➤ réponses p. 214

■ [1] Quelle est la définition d'une hémorragie digestive haute ?

....

....

■ [2] Quelles sont les 3 modes de révélation d'une hémorragie digestive ?

....

....

■ [3] En cas d'hémorragie extériorisée, quels sont les 3 aspects possibles d'une hémorragie digestive haute ?

....

....

■ [4] En cas d'hémorragie extériorisée, quels sont les 2 aspects possibles d'une hémorragie digestive basse ?

....

....

■ [5] Quels sont les 2 principaux diagnostics différentiels d'une hématémèse ?

....

....

■ [6] Quelles sont les 2 causes les plus fréquentes d'hémorragie digestive haute ?

....

....

■ [7] Citez 4 autres causes d'hémorragie digestive haute.

....

....

■ [8] Quelle est la définition du syndrome de Mallory-Weiss ?

....

....

■ [9] Quels sont les 2 facteurs de risque d'hémorragie digestive haute ?

....

....

■ [10] Citez 7 causes d'hémorragie digestive basse d'origine colo-rectale.

....

....

■ [11] Citez 4 causes d'hémorragie digestive basse d'origine ano-rectale.

....

....

■ [12] Comment juger de façon objective l'abondance d'une hémorragie digestive ?

....

....

■ [13] F. 65 ans, hématémèse. Automédication par Biprofénid pour des lombalgies. À l'examen : pâleur cutanée, FC = 130/min, TA = 90/55. Citez les grandes étapes de la conduite à tenir en urgence ?

....

....

■ [14] Quels sont les 3 objectifs de l'endoscopie œso-gastro-duodénale ?

....

....

■ [15] Dans quel délai la réalisez-vous chez cette patiente ?

....

....

■ [16] Celle-ci retrouve un ulcère de l'antre Forrest IB. Que cela signifie-t-il ? Que faites-vous ?

....

....

■ [17] Deux jours plus tard, alors qu'elle est hospitalisée en réanimation, la patiente présente un nouvel épisode d'hématémèse. Une 2e endoscopie est réalisée retrouvant un saignement en jet au niveau de l'ulcère, à la face postérieure du bulbe. Les tentatives d'hémostase endoscopique sont un échec. Quelles sont les deux alternatives thérapeutiques ?

....

....

■ [18] H. 70 ans, consulte car présente des selles noirâtres malodorantes depuis quelques semaines. Votre TR objective du méléna. Les constantes hémodynamiques sont normales. Hb = 10 g/dL. Quel est l'examen complémentaire de première intention à faire ?

....

....

■ [19] Celui-ci est normal. Quel examen complémentaire faites-vous ?

....

....

■ [20] Celui-ci est normal. Quelles explorations faut-il alors envisager ?

....

....

■ [21] F. 58 ans, rectorragie en fin de selle depuis un mois, sans retentissement hémodynamique. Hémorroïdes à l'examen proctologique. Faites-vous un examen complémentaire ? Si oui, lequel ?

....

....

■ [22] En cas de rectorragies abondantes avec instabilité hémodynamique, quel examen endoscopique faut-il réaliser en première intention ?

....

....

■ [23] H. 45 ans, cirrhotique connu. Hématémèse. Quel est le premier diagnostic à évoquer ?

....

....

■ [24] Quel est le traitement médicamenteux à débuter en urgence ?

....

....

351. Appendicite de l'enfant et de l'adulte

- Diagnostiquer une appendicite chez l'enfant et chez l'adulte
- Identifier les situations d'urgence et planifier leur prise en charge

➤ réponses p. 217

■ [1] Quelles sont les caractéristiques cliniques de la douleur typique d'appendicite aiguë ?

....

....

■ [2] Quels en sont les signes accompagnateurs les plus fréquents, en cas d'appendicite aiguë typique ?

....

....

■ [3] Quels sont les signes évocateurs d'appendicite aiguë typique à l'examen physique ?

....

....

■ [4] Vous suspectez une appendicite aiguë chez une femme de 19 ans, quels sont les 4 examens biologiques que vous demandez pour conforter votre diagnostic ? Quels résultats en attendez-vous ?

....

....

■ [5] Quel est le rôle de l'ASP dans le diagnostic d'appendicite aiguë chez l'adulte ?

....

....

■ [6] Quelles sont les 4 formes anatomiques atypiques d'appendicite ?

....

....

■ [7] Quel est le diagnostic différentiel de l'appendicite aiguë sous hépatique ?

....

....

■ [8] H. 22 ans, syndrome appendiculaire typique, demandez-vous des examens d'imagerie ?

....

....

■ [9] En cas de doute diagnostique, quels sont les 2 examens d'imagerie que vous pouvez réaliser ?

....

....

■ [10] Quels sont les signes évocateurs d'appendicite aiguë sur ces examens ?

....

....

■ [11] En plus des signes en faveur du diagnostic, quels sont les 2 autres objectifs de ces examens ?

....

....

■ [12] Quel est celui qui est le plus performant ? Quelle en est la VPN en cas d'appendicite aiguë ?

....

....

■ [13] Quelles sont les 3 complications de l'appendicite aiguë ?

....

....

■ [14] Quelle est la particularité classique de la péritonite appendiculaire ?

....

....

■ [15] Quelle est la cause la plus fréquente de syndrome pseudo-appendiculaire chez l'enfant ?

....

....

■ [16] Quelles sont les grandes lignes du traitement d'une appendicite aiguë non compliquée ?

....

....

■ [17] Dans quel délai peut être repris l'alimentation ?

....

....

■ [18] Quels sont les 3 éléments cliniques à surveiller en post-opératoire ?

....

....

■ [19] Quelles sont les 4 complications précoces post-opératoire possibles ?

....

....

■ [20] Quelles sont les 2 complications à distance possible ?

....

....

■ [21] H. 22 ans, syndrome appendiculaire persistant depuis 3 jours, mal soulagé par les antalgiques pris en automédication. Depuis ce matin, apparition d'un placard rouge et chaud en regard de la FID pour lequel consulte aux urgences. À l'examen, masse mal limitée douloureuse de la FID. T° = 39°. Quel diagnostic suspectez-vous ?

....

....

■ [22] Votre diagnostic est confirmé par un scanner. Quel traitement mettez-vous en place ?

....

....

352. Péritonite aiguë chez l'enfant et chez l'adulte

- Diagnostiquer une péritonite aiguë
- Identifier les situations d'urgence et planifier leur prise en charge

➤ réponses p. 219

■ [1] Quelle est la définition d'une péritonite ?

....

....

■ [2] Quels sont les 2 mécanismes d'une péritonite secondaire ?

....

....

■ [3] Quelles sont les 3 causes les plus fréquentes de péritonite aiguë secondaires ?

....

....

■ [4] Quels sont les 4 signes à rechercher à l'examen physique témoignant d'une irritation péritonéale ?

....

....

■ [5] Quelles sont les 3 catégories de patients chez qui ces signes peuvent manquer ?

....

....

■ [6] Quels sont les signes de gravité à rechercher à l'examen physique ?

....

....

■ [7] Quel est l'examen paraclinique de référence pour le diagnostic d'une péritonite ?

....

....

■ [8] Quels sont les 2 signes en faveur du diagnostic de péritonite sur cet examen ?

....

....

■ [9] Quelle autre information permet-il d'apporter ?

....

....

■ [10] Quelles sont les 2 conditions pour réaliser cet examen ?

....

....

■ [11] Quel bilan biologique prescrivez-vous dans un contexte de péritonite aiguë généralisée ? Dans quels buts ?

....

....

■ [12] F. 45 ans, opérée d'une colectomie segmentaire dans un contexte de cancer du côlon. Survenue d'une fièvre à 38,8° le 6e jour post-opératoire. Quels sont les 6 principaux diagnostics à évoquer ?

....

....

■ [13] Quels sont les grands principes du traitement médical symptomatique d'une péritonite aiguë généralisée ?

....

....

■ [14] Quels sont les grands principes du traitement médical curatif d'une péritonite aiguë généralisée ?

....

....

■ [15] Quel germe doit être couvert par le traitement en cas de péritonite post-opératoire ou nosocomiale ?

....

....

■ [16] Quelles sont les grandes étapes du traitement chirurgical d'une péritonite aiguë généralisée ?

....

....

■ [17] Quelles sont les complications d'une péritonite aiguë généralisée non traitée ?

....

....

267. Douleurs abdominales et lombaires aiguës chez l'enfant et chez l'adulte

- Diagnostiquer une douleur abdominale et lombaire aiguë chez l'enfant et chez l'adulte
- Identifier les situations d'urgence et planifier leur prise en charge

➤ réponses p. 220

■ [1] Quelles sont les 7 caractéristiques de la douleur à préciser à l'interrogatoire devant un patient qui consulte pour douleur abdominale ?

....

....

■ [2] Quels sont les 4 signes d'irritation péritonéale à rechercher à l'examen physique devant toute douleur abdominale ?

....

....

■ [3] Quel examen non biologique doit être systématique devant toute douleur épigastrique, à réaliser dans le même temps que l'examen physique ?

....

....

■ [4] F. 40 ans, douleur de l'hypocondre droit d'installation rapide. T°= 38,8°. Quels examens biologiques prescrivez-vous ?

....

....

■ [5] Le bilan ne montre qu'un syndrome inflammatoire et une hyperleucocytose à PNN. Quel examen d'imagerie prescrivez-vous en première intention ?

....

....

■ [6] Quelles sont les indications à réaliser un ASP en première intention devant des douleurs abdominales chez l'adulte ?

....

....

■ [7] Quelles sont les 2 étiologies les plus fréquentes des douleurs abdominales vues aux urgences ?

....

....

■ [8] À quelles pathologies cardio-pulmonaires faut-il penser devant une douleur épigastrique aiguë ?

....

....

■ [9] À quelles pathologies extra-digestives faut-il penser devant une douleur hypogastrique aiguë ?

....

....

■ [10] Quelles sont les 3 urgences métaboliques à éliminer devant un tableau de douleur abdominale aiguë non systématisée intense ?

....

....

■ [11] Enfant de 7 ans, douleurs abdominales, arthralgies, purpura. Quel est le diagnostic que vous suspectez ?

....

....

■ [12] H. 16 ans, origine algérienne, consultant pour fièvre, douleurs abdominales intenses et arthrite du genou. Symptômes spontanément résolutifs en 2-3 jours. Plusieurs épisodes similaires depuis 1 an. Quel diagnostic évoquez-vous ?

....

....

■ [13] Quel est le mode de transmission de cette maladie ?

....

....

■ [14] F. 4 ans, douleurs abdominales inexpliquées depuis 6 mois, constipation, discret retard des acquisitions psychomotrices. À l'ASP : bandes claires métaphysaires au niveau des fémurs. Situation sociale précaire. Quel diagnostic rare devez vous évoquer ?

....

....

■ [15] Quel dosage biologique demander vous pour étayer ce diagnostic ?

....

....

■ [16] Le diagnostic que vous suspectez est confirmé. Quelle mesure de santé publique est à effectuer ?

....

....

271. Vomissements du nourrisson, de l'enfant et de l'adulte

- Argumenter les principales hypothèses diagnostiques et justifier les examens complémentaires pertinents
- Argumenter l'attitude thérapeutique et planifier le suivi de l'évolution

➤ réponses p. 222

■ [1] Quels sont les 4 principaux troubles hydro-électrolytiques pouvant compliquer les vomissements ?

....

....

■ [2] Quelles sont les 3 complications digestives locales possibles des vomissements ?

....

....

■ [3] Quel est le risque principal des vomissements en cas de trouble de la conscience ?

....

....

■ [4] Quelle cause doit être évoquée en première intention devant des vomissements en jet matinaux sans nausées ?

....

....

■ [5] Quelle cause doit être évoquée devant des vomissements fécaloïdes ?

....

....

■ [6] Quelle cause doit être recherchée en première intention devant des vomissements chroniques d'apparition récente chez une femme de 25 ans ?

....

....

■ [7] Quels sont les 3 types de vomissements induits par les chimiothérapies anti-cancéreuses ?

....

....

■ [8] Citez 3 causes métaboliques de vomissements aigus.

....

....

CHAPITRE 10. PARASITOSES DIGESTIVES

157. Parasitoses digestives : giardiose, amœbose, téniasis, ascaridiose, oxyurose

Diagnostiquer et connaître les principes du traitement d'un téniasis, d'une ascaridiose, d'une oxyurose, d'une giardiose, d'une amœbose intestinale aiguë et d'un abcès amibien du foie

➤ réponses p. 223

■ [1] Enfant de 5 ans, prurit anal nocturne. Quelle parasitose digestive est à suspecter ?

■ [2] Quel en est l'agent causal ?

■ [3] Quels sont les 2 moyens d'en faire le diagnostic ?

■ [4] Quel traitement médicamenteux faites-vous ?

■ [5] Quelles mesures y associez-vous ?

■ [6] Quel est le mode de contamination le plus fréquent de l'ascaridiose ?

■ [7] Quels sont les signes cliniques possibles de l'ascaridiose lors de la phase d'invasion ?

■ [8] Quels sont les signes cliniques possibles de l'ascaridiose lors de la phase d'état ?

....

....

■ [9] Quel signe biologique peut être présent à la phase d'invasion de l'ascaridiose ?

....

....

■ [10] Quels sont les 2 moyens de faire le diagnostic d'ascaridiose à la phase d'état ?

....

....

■ [11] Quelles sont les complications possibles de l'ascaridiose en cas de charge parasitaire importante ?

....

....

■ [12] Quel est le mode de contamination des téniasis à *Taenia sagitana* et *Taenia solium* ?

....

....

■ [13] Quel est le mode de révélation clinique le plus fréquent des téniasis ?

....

....

■ [14] Quels sont les 2 examens permettant de poser le diagnostic de téniasis ?

....

....

■ [15] Quelles sont les 2 molécules anti helminthiques actives pour traiter les téniasis intestinales ?

....

....

■ [16] Quel est le risque du développement de la forme larvaire de *Taenia solium* chez l'homme ?

....

....

■ [17] Quelles sont les 5 localisations possibles de cette maladie ?

....

....

■ [18] Quelles sont les 2 manifestations la forme neurologique de cette maladie ?

....

....

■ [19] H. 35 ans, diarrhée chronique. Mise en évidence de *Gardia duodenalis* à l'examen parasitologique des selles. Quel devez vous rechercher chez ce patient ?

....

....

■ [20] Quel anti helminthique prescrivez-vous en première intention ?

....

....

■ [21] Que faites-vous à distance du traitement ?

....

....

■ [22] Quel est l'agent causal de l'amœbose maladie ?

....

....

■ [23] Quel est le mode de transmission de l'amœbose ?

....

....

■ [24] Quelles sont les 2 formes cliniques possibles de l'amœbose maladie ?

....

....

■ [25] Quels sont les 2 examens qui permettent de poser le diagnostic d'amœbose colique devant un syndrome dysentérique au retour d'un pays tropical ?

....

....

■ [26] Quel est le traitement d'une amœbose intestinale ?

....

....

■ [27] À distance de ce traitement, alors que le patient est devenu asymptomatique, l'examen parasitologique des selles retrouve le parasite, que faites-vous ?

....

....

■ [28] H. 40 ans, diarrhée chronique. Pas de notion de voyage. L'examen parasitologique des selles révèle la présence d'*Entamœba dispar*. Quelle en est la signification ? Quel traitement mettez-vous en place ?

....

....

■ [29] Quel est le tableau clinique typique d'amœbose hépatique ?

....

....

■ [30] Quel est le diagnostic différentiel principal de l'amœbose hépatique ?

....

....

■ [31] F. 35 ans, retour de pays tropical, notion de syndrome dysentérique les semaines précédentes, douleur abdominale fébrile, aspect d'abcès à l'échographie hépatique. Vous suspectez une amœbose hépatique. Quel examen biologique demandez-vous pour conforter ce diagnostic ?

....

....

■ [32] Cet examen revient positif, quel traitement mettez-vous en place ?

....

....

Réponses

CHAPITRE 1. PANCRÉAS

353. Pancréatite aiguë

Recommandations et conférence de consensus pour approfondir :
- *Conférence de consensus SNFGE janvier 2001.*
- *Polycopié de la collégiale des Universitaires en Hépato gastroentérologie (Masson), avril 2009.*

[1] **Brutale, épigastrique, post-prandiale, irradiation** dorsale, en barre, **transfixiante, position antalgique** en antéflexion.

[2] **Lipasémie > 3N.**

[3] **Lithiasique** (40 %).
Alcoolique (40 %).

[4] **Échographie abdominale.**
TDM abdominale avec et sans injection.

[5] Pour **rechercher une lithiase biliaire** (échographie).
Pour le **diagnostic de gravité : score de Balthazar** (TDM).

[6] **Échographie sans délai.**
TDM à J3.

[7] **Échoendoscopie haute.**

[8] **Âge** > 80 ans.
BMI > 30.
Insuffisances organiques préexistantes.

[9] **À l'admission : âge** > 55 ans, **GB** > 16000/mm^3, **Glycémie** > 11 mmol/l (sauf diabète), **LDH** > 350 U/L (1,5 N), **ASAT** > 250 U/L (6 N).
À 48 heures : baisse de l'Hte > 10 %, **ascension de l'urée** > 1,8 mmol/l, **Ca** < 2 mmol/l, **Pa02** < 60 mmHg, **déficit en base** > 4 mmol/l, **séquestration liquidienne** > 6 l.

[10] PA grave si score **> 3** (chaque item = 1 point).

[11] **CRP** > 150 mg/l à la 48e heure.

[12] **Hospitalisation.**
À jeun.
Antalgiques.
Apports hydroélectrolytiques (réhydratation).
Traitement étiologique.
Surveillance rapprochée.

[13] **Infection** des coulées de nécrose.
Pseudokyste.
Thrombose portale.
Fistule pancréatique.

[14] Zone **hétérogène et mal limitée** et qui **ne se réhausse pas** après injection de produit de contraste.

[15] **Non.**

[16] **Ponction percutanée guidée par imagerie (TDM)** pour examen bactériologique.

[17] **Angiocholite.**
Ictère obstructif.

278. Pancréatite chronique

Recommandations et conférence de consensus pour approfondir :

- *Polycopié de la collégiale des Universitaires en Hépato gastroentérologie (Masson), avril 2009.*

[1] **Alcoolisme chronique (70-85 %).**
Hypercalcémie.
PC héréditaire.
PC auto-immunes.
PC obstructives (tumeur, sténose du Wirsung).
Idiopathiques.

[2] **Poussées de PA.**
Douleurs pancréatiques chroniques.
Amaigrissement.
Diarrhée.

[3] **TDM abdominale avec et sans injection** de produit de contraste.

[4] **Échoendoscopie.**
Cholangio-pancréato IRM.

[5] **Anomalies canalaires typiques** (alternance de sténoses et de dilatations).
Calcifications pancréatiques.
Insuffisance pancréatique exocrine.

[6] **Pseudo-kystes.**
Sténose de la VBP.
Sténose duodénale.
Hémorragie digestive.
Insuffisance pancréatique exocrine.
Insuffisance pancréatique endocrine (diabète).
ADK pancréatique.

[7] **Élastase fécale** (abaissée).

[8] **Extraits pancréatiques** au cours des repas.
Supplémentation en **vitamine ADEK.**

[9] **Wirsungorragie.**
Rupture de VO ou VCT (HTP segmentaire par compression veineuse).
UGD.

305. Tumeurs du pancréas

Recommandations et conférence de consensus pour approfondir :

- *ALD n° 30 Cancer du pancréas. HAS.*
- *Thésaurus National de Cancérologie Digestive.*
- *Polycopié de la collégiale des Universitaires en Hépato gastroentérologie (Masson), avril 2009.*

[1] **Adénocarcinome canalaire** (90 %).

[2] **Tabac.**
Diabète.
Pancréatite chronique alcoolique et héréditaire.
Antécédents familiaux de cancer du pancréas (susceptibilité génétique).

[3] **TIPMP** (Tumeur Intracanalaire Papillaire et Mucineuse du Pancréas).
Cystadénome mucineux.

[4] **AEG.**
Ictère cholestatique.
Grosse vésicule palpable (signe de Courvoisier-Terrier).
Douleurs abdominales de type solaires.

[5] **TDM abdominale avec injection de produit de contraste,** temps artériel, veineux, et portal, coupes fines.

[6] **Échoendoscopie haute.**

[7] **Non,** élevé aussi en cas de cholestase et de cirrhose.

[8] **Défaillance viscérale** (cardiaque, rénale, pulmonaire, cirrhose avec HTP).
Envahissement loco-régional (vasculaire : artériel ++).
Métastase à distance.

[9] **Artère hépatique.**
Tronc cœliaque.
Artère mésentérique supérieure.

[10] **Tumeur résécable ET pas de contre-indications opératoires.**

[11] **Ponction-biopsie de la tumeur pancréatique sous échoendoscopie.**
Ponction-biopsie des métastases hépatiques (sous échographie ou TDM).

[12] **Duodénopancréatectomie céphalique** pour les tumeurs de la tête du pancréas.
Splénopancréatectomie gauche pour les tumeurs du corps ou de la queue.

[13] **5 %.**

[14] **Traitement endoscopique** : pose d'une **prothèse biliaire.**
Traitement chirurgical palliatif : anastomose cholédoco-duodénale.

CHAPITRE 2. ŒSOPHAGE

268. Reflux gastro-œsophagien chez le nourrisson, chez l'enfant et chez l'adulte. Hernie hiatale

Recommandations et conférence de consensus pour approfondir :

- *Prescription des examens complémentaires dans le reflux gastro-œsophagien chez l'adulte en gastro-entérologie. HAS juin 2005.*
- *Indications à visée diagnostique de l'endoscopie digestive haute en pathologie œso-gastroduodénale de l'adulte, à l'exclusion de l'échoendoscopie et de l'entéroscopie. HAS mars 2001 Service recommandations et références professionnelles.*
- *Les antisécrétoires gastriques de l'adulte. AFSSAPS 2007 Recommandations de bonnes pratiques.*
- *Les inhibiteurs de la pompe à protons chez l'adulte. HAS juin 2009 Bon usage du médicament.*
- *Polycopié de la collégiale des Universitaires en Hépato gastroentérologie (Masson), avril 2009.*

[1] **Pyrosis.**
Régurgitations acides.

[2] **Post-prandial.**
Postural (décubitus, antéflexion).

[3] **Pulmonaire** (toux, dyspnée asthmatiforme).
ORL (laryngite, enrouement, otalgie...).
Cardiaque (douleur thoracique).

[4] **Œsophagite peptique.**
Sténose peptique.
EBO.
ADK œsophagien sur EBO.
Hémorragie digestive (sur œsophagite ou ulcère de Barrett).

[5] **Métaplasie intestinale :** remplacement de l'épithélium normal malpighien de l'œsophage distal par un épithélium métaplasique cylindrique de type intestinal.

[6] **Aucun, diagnostic clinique** (< 50 ans, pas de signes d'alarme, symptômes typiques).

[7] **IPP à demi-dose pendant 4 semaines**, par exemple : Esoméprazole, Inexium® 20 mg/jour.
RHD pour réduction pondérale.

[8] **Signes d'alarme** (amaigrissement, dysphagie, hémorragie, anémie).
> 50 ans.
Récidive dès l'arrêt du TT.
Résistance au TT médical.
Manifestations extradigestives pouvant être liées au RGO, après avoir éliminé un diagnostic différentiel.

[9] **Normale.**
Œsophagite.
EBO.

[10] **pHmétrie des 24 heures.**

[11] **IPP à pleine dose pendant 8 semaines,** par exemple : Esoméprazole, Inexium® 40 mg/jour.

[12] **Non, pas de preuve d'efficacité.**

[13] **Endoscopie œso-gastro-duodénale.**
IPP à dose minimale efficace au long cours.

[14] **Récidive dès l'arrêt du traitement médical,** avec nécessité d'un traitement continu au long cours.
Régurgitations régulières gênantes sous traitement maximal.

[15] **Fundoplicature complète de Nissen.**

[16] **Par glissement.**
Par roulement.

[17] **Par glissement.**

270. Dysphagie

Recommandations et conférence de consensus pour approfondir :

- *Polycopié de la collégiale des Universitaires en Hépato gastroentérologie (Masson), avril 2009.*

[1] **Sensation de gêne ou d'obstacle à la progression du bol alimentaire** au cours de la déglutition.

[2] Dysphagie **oro pharyngée.**
Dysphagie **œsophagienne.**

[3] **Odynophagie.**
Anorexie.
Satiété précoce.
« Globus hystericus » (sensation de striction cervicale liée à l'anxiété).

[4] **Endoscopie œso-gastro-duodénale.**

[5] **Rechercher une dysphagie organique.**

[6] **Oui, systématiquement,** à la recherche d'une **œsophagite à éosinophiles.**

[7] **Manométrie œsophagienne.**

[8] **Recherche une dysphagie fonctionnelle : trouble moteur œsophagien.**

[9] **Tumeur œsophagienne.**
Œsophagite peptique.
Œsophagite caustique.
Œsophagite radique.
Œsophagite médicamenteuse.
Œsophagite à éosinophile.
Œsophagite infectieuse.
Compression extrinsèque (ADP, compression artérielle).
Diverticule de Zencker.

[10] **Achalasie.**
Maladie des spasmes diffus de l'œsophage.
Œsophage casse-noisettes.

[11] **Paradoxale** (élective sur les liquides) **et intermittente.**
Régurgitations.

[12] **Apéristaltisme œsophagien.**

[13] **Achalasie secondaire à une tumeur infiltrante du cardia** (pseudo-achalasie tumorale).
Échoendoscopie haute et TDM thoraco-abdomino-pelvienne.

[14] **Progressive,** portant **initialement sur les solides,** avec **amaigrissement** rapide.

302. Tumeurs de l'œsophage

Recommandations et conférence de consensus pour approfondir :

- *Thésaurus national de cancérologie digestive.*
- *Polycopié de la collégiale des Universitaires en Hépato-gastroentérologie (Masson), avril 2009.*
- *ALD 30 – Cancer de l'œsophage. HAS septembre 2011.*

[1] **Alcool.**
Tabac.

[2] **EBO.**

[3] **Tabac.**
RGO.
Surpoids (IMC > 30 kg/m²).
Sexe masculin.

[4] **Tabac.**

[5] **Dysphagie.**

[6] **Biopsies multiples avec examen anatomopathologique** pour **diagnostic histologique de certitude.**

[7] **Distances** des pôles supérieurs et inférieurs de la tumeur **par rapport aux arcades dentaires.**
Pourcentage de la circonférence atteinte.
Caractère franchissable de la lésion.

[8] **TDM TAP** avec et sans injection de produit de contraste.
Endoscopie trachéo-bronchique.
Examen ORL avec **nasofibroscopie** +/- panendoscopie des voies aéro-digestives supérieures.

[9] **Écho endoscopie œsophagienne.**
TEP scan.

[10] **Non.**

[11] **Insuffisance respiratoire** (VEMS < 1 000 mL/sec).
Cirrhose décompensée ou avec VO.
Insuffisance rénale.
IDM < 6 mois ou cardiopatie évolutive.
stade OMS 3 et 4.
Perte de poids > 20 % non récupérée après renutrition.

[12] 0. Activité normale.
1. Restriction pour des activités physiques importantes.
2. Alité < 50 % du temps.
3. Alité > 50 % du temps.
4. Grabataire.

[13] **Sus claviculaire.**
Lomboaortique.

[14] **Récidive locale avec paralysie du nerf récurrentiel** responsable d'une dysphonie.

CHAPITRE 3. ESTOMAC

269. Ulcère gastrique et duodénal. Gastrite

Recommandations et conférence de consensus pour approfondir :

- *Polycopié de la collégiale des Universitaires en Hépato gastroentérologie (Masson), avril 2009.*
- *Infection à Helicobacter pylori de l'adulte. SNFFE, GEFH (Groupe d'Étude Français des Hélicobacter), Conseil de pratique, mars 2012.*
- *Les inhibiteurs de la pompe à protons chez l'adulte. HAS juin 2009 Bon usage du médicament.*
- *Les antisécrétoires gastriques de l'adulte. AFSSAPS 2007 Recommandations de bonnes pratiques.*

[1] **Perte de substance de la paroi** gastrique ou duodénale **atteignant** en profondeur **la musculeuse.**

[2] **Déséquilibre entre l'agression** chlorhydropeptique **de la sécrétion gastrique et les mécanismes de défense** en un point de la muqueuse.

[3] **Infection à *Helicobacter pylori*.**
Prise d'**AINS.**

[4] **Douleur épigastrique sans irradiation.**
À type de **crampe** ou de **faim douloureuse.**
Calmée par la prise d'aliments ou d'anti acides.
Rythmée par les repas avec un intervalle libre de 1 à 3 heures.

[5] **Hémorragie** digestive.
Perforation digestive.
Sténose ulcéreuse.

[6] **Endoscopie œso-gastro-duodénale.**

[7] **Biopsies pour rechercher HP** (5 biopsies : 1 au niveau de l'angulus, 2 au niveau de l'antre, 2 au niveau du fundus).
Biopsies systématiques sur les berges d'un UG (6 à 12).

[8] **Test rapide à l'uréase.**
Examen anatomopathologique.
Culture.
PCR.

[9] **Culture.**
Permet de déterminer la sensibilité de HP aux antibiotiques : **antibiogramme.**

[10] **Par voie oro-orale ou oro-fécale,** le plus souvent **dans l'enfance.**
Plus fréquente dans les pays en voie de développement, **incidence en diminution dans les pays développés** du fait de l'amélioration des conditions d'hygiène.

[11] **Traitement séquentiel : IPP double dose** (exemple : Oméprazole 20 mg x 2/j) **pendant 10 jours, et Amoxicilline** (1 g x 2/j) **pendant 5 jours, puis Clarithromycine** (500 mg x 2/j) + **Métronidazole** (500 mg x 3/j) **les 5 jours suivants.**

[12] **Quadrithérapie à base de bismuth :** gélule associant Citrate de bismuth 140 mg + Métronidazole 125 mg + Tétracycline 125 mg (Pylera) ==> 3 gélules 4 fois par jour, + IPP double dose en 2 prises par jour, **pendant 10 jours.**

[13] **Contrôle de l'éradication d'HP** après 4 semaines d'arrêt de l'antibiothérapie et 15 jours d'arrêt des IPP par un **test respiratoire à l'urée marquée.**

[14] **Ulcère hémorragique** (biopsies contre indiquées).

[15] **IPP pleine dose** (Oméprazole 20 mg/j) pendant **4 à 8 semaines.**
Arrêt des AINS.

[16] **Endoscopie œso-gastro-duodénale de contrôle avec biopsies sur la zone cicatricielle.**

[17] **Âge > 65 ans.**
Antécédent d'UGD.
Association à un anti-agrégant plaquettaire (Aspirine, Clopidogrel), et/ou à des **corticoïdes,** et/ou à un traitement **anticoagulant.**

[18] Définition **histologique : atteinte inflammatoire aiguë ou chronique** de la muqueuse de l'**estomac.**

[19] Gastrite chronique à ***Helicobacter pylori*** (type B).
Gastrite chronique **auto-immune** (type A).

[20] **Cancer gastrique.**

300. Tumeurs de l'estomac

Recommandations et conférence de consensus pour approfondir :

- *Thésaurus national de cancérologie digestive.*
- *Polycopié de la collégiale des Universitaires en Hépato gastroentérologie (Masson), avril 2009.*
- *ALD 30 – Cancer de l'estomac. HAS septembre 2011.*

[1] **Adénocarcinome** (90 %).

[2] **Type intestinal glandulaire.**
Type diffus à prédominance de cellules indépendantes mucosécrétantes **(linites).**

[3] Infection à ***Helicobacter pylori.***

[4] **Tabac.**
Alimentation **riche en nitrites et en sel.**
Alimentation **pauvre en fruit et légumes.**

[5] **Gastrite chronique atrophique** et métaplasie intestinale par infection à HP.
Maladie de Biermer.
Maladie de Ménétrier.
Adénome gastrique.

[6] **Antécédents familiaux de cancer gastrique.**

[7] Gène codant pour la protéine **E-cadhérine.**

[8] **Acanthosis nigricans.**

[9] **Métastase ovarienne associée** à un cancer de l'estomac.

[10] **Non.**

[11] **Endoscopie œso-gastro-duodénale.**

[12] **Biopsies multiples** (au moins 10) pour **examen anatomopathologique** et **diagnostic histologique de certitude.**

[13] **TDM Thoraco abdomino pelvienne** avec et sans injection.

[14] Degré d'**envahissement pariétal.**
Envahissement ganglionnaire.

[15] **Tumeur superficielle** (degré d'extension pariétale).
Suspicion de **linite.**
En cas de doute sur l'indication d'un traitement néoadjuvant (recherche d'extension ganglionnaire).

[16] **Amaigrissement.**
Carence en vitamine B12.

Syndrome du petit estomac.
Dumping syndrome.
Diarrhée chronique.

[17] **Fractionner** les repas.
Arrêter les sucres rapides.

[18] Supplémentation en **vitamine B12 en IM** 1 mg/mois **à vie.**

[19] Envahissement ganglionnaire.

[20] Rechercher et éradiquer HP.

[21] Her 2.

CHAPITRE 4. PROCTOLOGIE

285. Pathologie hémorroïdaire

Recommandations et conférence de consensus pour approfondir :

- *Polycopié de la collégiale des Universitaires en Hépato gastroentérologie (Masson), avril 2009.*
- *Recommandations pour la pratique clinique sur le traitement des hémorroïdes. SNFCP.*

[1] **Formation vasculaire physiologique** de l'anus et du canal anal.

[2] **Externe** (sous la ligne pectinée).
Interne (au-dessus de la ligne pectinée).

[3] **Troubles du transit.**
Troisième trimestre de **grossesse.**
Accouchement.
Post-partum immédiat.

[4] Douleur.
Hémorragie.
Prolapsus.

[5] Thrombose hémorroïdaire.
Fissure anale.
Abcès.
IST (Herpès ++).
Fécalome.
Cancer de l'anus.

[6] **Rectorragie** de sang rouge.
Post défécatoire immédiat.
Non mélangé aux selles.

[7] **Coloscopie.**

[8] **Éliminer un diagnostic différentiel : Cancer colorectal.**

[9] **Grade 1 : pas de procidence** dans la lumière de l'anuscope.
Grade 2 : Procidence dans la lumière de l'anuscope.
Grade 3 : Procidence anale extériorisée en poussée mais **réductible.**
Grade 4 : procidence anale extériorisée non réductible.

[10] Atmosphère **calme.**
Bon éclairage.
Position genupectorale.
Paire de **gants** à usage unique.
Anuscope à usage unique.

[11] **Non**, que les formes symptomatiques.

[12] **Régulation du transit.**
Traitements locaux en cure courte.
Traitements médicamenteux par voie générale : antalgiques, anti-inflammatoires non stéroïdiens.

[13] **Traitement endoscopique instrumental** (ligature élastique, sclérose, photocoagulation).
Traitement chirurgical.

[14] **Non.**

CHAPITRE 5. HERNIE

286. Hernie pariétale chez l'enfant et l'adulte

Recommandations et conférence de consensus pour approfondir :
- *Polycopié de la collégiale des Universitaires en Hépato gastroentérologie (Masson), avril 2009.*

[1] **Hernie inguinale.**
Hernie crurale.

[2] **Arcade crurale.**

[3] **Hernie directe.**
Hernie indirecte = oblique externe.

[4] **Hernie inguinale oblique externe (indirecte), congénitale.**

[5] **Clinique.**

[6] Tuméfaction **indolore, réductible, impulsive** à la toux.

[7] **Bilatéral.**
Comparatif.
Debout et couché.
Avec et sans effort de poussée.
Examen de **tous les orifices herniaires.**

[8] **BPCO, toux chronique, constipation, dysurie.**

[9] **Étranglement herniaire.**

[10] Tuméfaction **douloureuse, irréductible, non impulsive** à la toux.

[11] **Nécrose digestive.**

[12] **Non.**

[13] **Traitement chirurgical en urgence.**

[14] Enfant : > **6 mois**.
Adulte : **hernie inguinale symptomatique** si le risque anesthésique est acceptable.

[15] Hémorragie par **plaie d'un vaisseau.**
Section du canal déférent.
Lésion d'un nerf inguinal ou crural.
Plaie du contenu de la hernie (grêle, vessie, colon).

[16] **Hématome.**
Infection.

[17] **Douleurs résiduelles.**

CHAPITRE 6. COLON

279. Maladies Inflammatoires Chroniques de l'intestin (MICI) chez l'adulte et l'enfant

Recommandations et conférence de consensus pour approfondir :

- *Polycopié de la collégiale des Universitaires en Hépato gastroentérologie (Masson), avril 2009.*
- *ALD 24 – Maladie de Crohn. HAS mai 2008, Actualisation décembre 2012.*
- *ALD 24 – Rectocolite hémorragiqueévolutive. HAS mai 2008, Actualisation décembre 2012.*
- *Ulcérative Colitis Guidelines. ECCO (European Crohn's and Colitis Organisation) 2012.*
- *Crohn's disease Guidelines. ECCO (European Crohn's and Colitis Organisation) 2010.*
- *Surveillance endoscopique de la dysplasie dans les maladies inflammatoires chroniques de l'intestin. SFED (Société Françcaise d'Endoscopie digestive), 2013.*

[1] **Multifactorielle** (prédisposition génétique, facteurs immunologiques, facteurs environnementaux).
Maladie cryptogénétique.

[2] **Tous.**

[3] **Iléo-caecale.**

[4] **Rectum** (toujours atteint), **colon.**

[5] 3 parmi :
- **fissures,**
- **fistules,**
- **abcès,**
- **pseudo-marisque inflammatoire,**
- **ulcérations.**

[6] **Rhumatologique.**
Oculaire.
Dermatologique.
Hépato-biliaires.

[7] **Aphtes buccaux.**
Érythème noueux.
Pyoderma gangrenosum.

[8] **Chronique.**
Par poussées, alternant avec des phases de rémission.

[9] **Carence en fer.**
Anémie inflammatoire.
Carence en vitamine B12.

[10] **NFS- pl, CRP, ionogramme sanguin, créatininémie, examen parasitologique des selles, albuminémie, TP-TCA, calcémie, ferritinémie.**

[11] **Iléocoloscopie avec biopsies** en zones saines et malades.
Endoscopie œso-gastro-duodénale avec biopsies étagées.

[12] **Maladie de Crohn.**

[13] **Granulomes épithélioïdes et giganto cellulaires.**

[14] **Syndrome de Köning.**

[15] **Sub occlusion** par **sténose iléale** incomplète.

[16] Première poussée de **maladie de Crohn.**
Infection à **Yersinia.**
Tuberculose iléo-colique.

[17] **Fertilité** globalement **normale.**
Grossesse se déroule le plus souvent normalement lorsqu'elle débute en dehors d'une phase d'activité de la maladie ==> **grossesse à débuter en période de rémission**.

Arrêt du traitement de fond par azathioprine à discuter si rémission clinico-biologique ancienne.
Césarienne si lésion anopérinéales actives.

[18] **Lésions continues** depuis le haut du canal anal jusqu'à la **limite** d'amont des lésions, souvent **nette.**
Possible foyer lésionnel péri-appendiculaire.
Aspect inflammatoire (muqueuse rouge, granitée, fragile, saignant au contact) **parsemé d'ulcérations.**

[19] Recto-colite **infectieuse.**
Maladie de Crohn.

[20] **Colite aiguë grave.**

[21] **Colectasie.**
Perforation digestive.
Hémorragie grave.

[22] **ASP.**
Rechercher une colectasie.

[23] **Cholangite sclérosante primitive.**

[24] **CholangioIRM.**
Sténoses et dilatations des voies biliaires intra et extra-hépatiques.

[25] **Fibrose** péricanalaire biliaire, **infiltrat inflammatoire.**

[26] **Après 8 ans d'évolution.**
Ou dès le diagnostic en cas de cholangite sclérosante associée.

[27] **Cholangite sclérosante primitive.**
Ancienneté de la maladie.
Antécédent familiaux de CCR.
Extension de la maladie macro ou microscopique **au-delà de l'angle gauche.**
Persistance d'une activité inflammatoire macro ou microscopique malgré les traitements.
Pseudopolypes ou sténoses.

280. Constipation chez l'enfant et l'adulte (avec le traitement)

Recommandations et conférence de consensus pour approfondir :

- *Polycopié de la collégiale des Universitaires en Hépato gastroentérologie (Masson), avril 2009.*
- *Recommandations pour la pratique clinique dans la prise en charge et le traitement de la constipation chronique de l'adulte. SNFGE Gastroenterol Clin Biol 2007.*

[1] **< 3 selles par semaine.**
Existences de **selles dures.**
Et/ou **difficultés d'évacuation.**

[2] **6 mois.**

[3] **Interrogatoire.**

[4] **15-20 %.**

[5] **Ralentissement du transit colique** (constipation de transit).
Trouble de l'évacuation rectale ou dyschésie (constipation distale).

[6] Anomalies **métaboliques.**
Maladies **neurologiques.**
Obstruction **mécanique.**

[7] **Diabète.**
Hypothyroïdie.
Hypercalcémie.

[8] **Médicamenteuse** (morphiniques et dérivés +++).

[9] **5 parmi :**
- **sexe** féminin,
- **âge** élevé,
- **prise médicamenteuse** multiples,
- **régime** sans résidu,
- **inactivité physique,**
- **ration calorique journalière faible,**
- **syndrome anxio dépressif,**
- **antécédent de maltraitance** physique et abus sexuel,
- **faible niveau socio économique.**

[10] **Cancer colo rectal.**

[11] ATCDT personnel de **cancer gynécologique.**
Rectorragie.
Anémie.

Recherche de **sang dans les selles positive.**
Perte de poids.
Constipation sévère, persistante ou ne répondant pas au traitement.
Aggravation d'une constipation chronique **sans cause évidente.**

[12] **Aucun.**

[13] **Glycémie.**
calcémie.
TSH.
créatinine.
NFS pl.
CRP.

[14] Symptômes apparus **après 50 ans.**
Suspicion de cause organique à l'interrogatoire et examen physique.
Signes d'alarme.

[15] **Temps de transit colique.**
Manométrie anorectale.

[16] **Manométrie anorectale anormale.**
Temps de transit colique normal ou anormal.

[17] **Manométrie anorectale normale.**
Temps de transit colique anormal (allongé).

[18] **Défécographie.**
et/ou **IRM pelvienne dynamique.**

[19] **Maladie hémorroïdaire.**
Fissure anale.
Prolapsus rectal.
Occlusion intestinale.
Incontinence anale.
Ulcération rectale.
Rétention urinaire.

[20] **Règles hygiéno diététiques.**
Laxatifs osmotiques ou de lest (mucilages).

[21] **Biofeedback** (rééducation périnéale).

281. Colopathie fonctionnelle

Recommandations et conférence de consensus pour approfondir :

- *Polycopié de la collégiale des Universitaires en Hépato gastroentérologie (Masson), avril 2009.*

[1] **15 %.**

[2] Prédominance féminine, **sex-ratio = 2-3/1.**

[3] **Hypersensibilité viscérale.**

[4] **Douleur** abdominale.
Ballonnement abdominal.
Constipation.
Diarrhée.

[5] 3 parmi :
- évolution **chronique,**
- **absence d'altération de l'état général,**
- **examen physique normal,**
- **contexte psychologique** (personnalité anxieuse ou dépressive, hypocondriaque, hystérique),
- **influence du stress** ou des événements sociaux ou affectifs sur les symptômes.

[6] **Éliminer une cause organique** susceptible d'expliquer les symptômes.
Diagnostic d'élimination.

[7] **Normaux.**

[8] **Antécédent familial** de cancer ou d'adénomes colo-rectaux.
Âge > 50 ans.
Symptômes récents ou récemment modifiés.
Résistance au traitement symptomatique.
Signes d'alarmes : hémorragie digestive, examen clinique anormal, amaigrissement.

[9] **Oui.**
Rechercher une colite microscopique.

[10] **Traitement symptomatique :** améliorer le confort somatique et psychologique.

[11] **Non.**

[12] 1 parmi : **écoute, réassurance, discussion, qualité de la relation médecin-patient.**

282. Diarrhée chronique chez l'adulte et l'enfant

Recommandations et conférence de consensus pour approfondir :

- *Polycopié de la collégiale des Universitaires en Hépato gastroentérologie (Masson), avril 2009.*
- *Quelles recherches d'anticorps prescrire dans la maladie cœliaque ? HAS Mise à jour en juin 2008.*

[1] Plus d'**1 mois.**

[2] **Fausse diarrhée du constipé.**
Incontinence anale.
Syndrome rectal.

[3] **Post-prandiales, impérieuses,** contenant des **débris alimentaires,** en salves.

[4] **Test de transit au rouge carmin** accéléré (< 6 heures).

[5] **Colopathie fonctionnelle.**

[6] 4 parmi :
- **hyperthyroïdie,**
- **cancer médullaire de la thyroïde,**
- **tumeurs carcinoïdes intestinales,**
- **diabète** (dysautonomie),
- **amylose** (dysautonomie).

[7] Diarrhée par **malabsorption.**

[8] **Carence martiale.**
Carence en vitamine B12.
Carence en vitamine B9 (folates).

[9] **Carence en vitamine K,** diminution des facteurs de la coagulation vitamino-K dépendants (X, IX, VII, II).

[10] **Maladie cœliaque.**

[11] **Dermatite herpétiforme.**

[12] En l'absence de déficit connu en IgA : **IgA antitransglutaminase.**
En cas de déficit connu en IgA : **IgG antitransglutaminase ou IgG anti-endomysium.**

[13] **Endoscopie œso-gastro-duodénale avec biopsies de l'intestin grêle** (duodénum).

[14] **Atrophie villositaire** totale ou subtotale.
Hyperplasie compensatrice des cryptes.
Infiltrat lymphoplasmocytaire du chorion.
Augmentation des lymphocytes intra-épithéliaux.

[15] **Régime sans gluten** (blé, seigle, orge), **à vie.**

[16] **Régression des signes cliniques et biologiques** en 1 à 3 mois.
Négativation des Ac spécifiques en 1 an.
Régression des anomalies histologiques en 6 à 24 mois.

[17] **Mauvaise compliance au régime** sans gluten.

[18] **Sprue réfractaire.**
Lymphome T du grêle.

[19] **Maladie de Whipple.**

[20] **Infection bactérienne à *Trophyrema whipplei.***

[21] **Dosage de l'élastase fécale** (abaissée).

[22] **Iléo-coloscopie totale avec biopsies étagées.**
Endoscopie œso-gastro-duodénale avec biopsies étagées gastriques et duodénales.

[23] **TDM abdomino-pelvienne** avec et sans injection.

[24] **VIPOME pancréatique** (tumeur endocrine sécrétant du VIP).

[25] **Syndrome de Zolliger Ellison (gastrinome :** tumeur endocrine pancréatique ou duodénale sécrétant de la gastrine).

[26] **MICI : recto-colite hémorragique.**

[27] Pour **rechercher une colite microscopique.**

[28] **Test respiratoire au glucose** (mesure l'hydrogène dans l'air expiré après ingestion de glucose).

[29] 3 parmi :
- **achlorhydrie** (gastrectomie, maladie de Biermer),
- **troubles moteurs primitif de l'intestin grêle :** pseudo-obstruction intestinale chronique,
- **diverticulose** de l'intestin grêle.
- **Anastomose grêlo-colique.**
- **Sténose** du grêle.
- **Dysautonomie** (Diabète).
- **Anse intestinale borgne.**

283. Diarrhée aiguë et déshydratation chez le nourrisson, l'enfant et l'adulte
172. Diarrhées infectieuses de l'adulte et de l'enfant

Recommandations et conférence de consensus pour approfondir :
- *Polycopié de la collégiale des Universitaires en Hépato gastroentérologie (Masson), avril 2009*
- *PILLY 2014.*

[1] < 2 semaines.

[2] Infectieuse.

[3] Médicamenteuse.

[4] Émissions glaireuses et sanglantes.

[5] Klebsiella oxytoca, Clostridium difficile, Campylobacter jejuni, Yersinia, Shigella, Salmonella, Escherichia Coli (entéro-invasif ou entéro-hémorragique), Entamœba histolitica.

[6] Escherichia Coli entéro-toxinogène.

[7] Virus (calicivirus, rotavirus, adénovirus...).

[8] Sepsis sévère, choc septique.
Déshydratation, choc hypovolémique.

[9] 3 parmi :
- hypotension artérielle,
- tachycardie,
- oligurie,
- persistance du pli cutané.

[10] 2 parmi :
- élévation de l'hématocrite,
- hyperprotidémie,
- insuffisance rénale fonctionnelle.

[11] 2 parmi :
- soif.
- sécheresse des muqueuses,
- trouble de la vigilance.

[12] Syndrome dysentérique ou diarrhée hémorragique.
Terrain fragilisé : valvulopathie, immunodéprimé, comorbidités majeures.
Syndrome septicémique : T > 39°, frissons.
Déshydratation majeure.
Persistance de la diarrhée > 3 jours.

[13] **NFS, pl, CRP, ionogramme sanguin, protidémie, urée, créatinine, hémoculture** si syndrome septicémique, **coproculture, examen parasitologique des selles.**

[14] **Diarrhée hémorragique.**
Syndrome dysentérique.

[15] **Antibiothérapie probabiliste : Fluoroquinolone :** Ciprofloxacine **ou Macrolide** : Azithromycine (hors AMM) pendant 3 à 5 jours +/- **Metronidazole.**

[16] **Salmonelles.**
Shigelles.
Campylobacter jejuni.
Yersinia enterocolitica.

[17] Infectieuse : **virale.**

[18] **Aucun.**

[19] **Ambulatoire.**
Règles d'hygiène.
Réhydratation per os.
Traitement symptomatique : anti diarrhéique, anti émétique, antalgique.

[20] **Favorable en moins de 3 jours** sous traitement symptomatique.

[21] **En cas de diarrhée entéro-invasive : iléocolite suspectée ou avérée** (diarrhée hémorragique, syndrome dysentérique, fièvre élevée).

[22] Diarrhée aiguë survenant **plus de 48 heures après l'admission du patient en milieu hospitalier.**

[23] **Âge.**
Antibiothérapie.
Chambre commune.
Durée de séjour.

[24] ***Clostridium difficile.***

[25] **Recherche de toxine A et B de Clostridium difficile dans les selles.**

[26] **Dysbiose** (déséquilibre de la flore intestinale).

[27] ***Clostridium difficile.***
Klebsiella oxytoca.

[28] **Métronidazole per os,** pendant 10 jours.

[29] **Vancomycine per os,** pendant 10 jours.

[30] **Au moins 2 cas groupés d'une symptomatologie digestive, dont on peut rapporter la cause à une même origine alimentaire.**

[31] **Rapport du nombre de malades sur le nombre d'individus présents dans la collectivité ou le foyer s'est déclaré.**

[32] **Salmonella enterica sérotypes non typhi** (enteritidis, typhimurium).
Staphylococcus Aureus.
Clostridium perfringens.

[33] *Salmonella.*

[34] **12 à 24 heures.**

[35] **Œuf peu ou pas cuit** : pièce montée.

[36] **Évaluation clinique et alimentaire** des personnes atteintes et non atteintes.
Identification d'un aliment commun à toutes les personnes atteintes et moins fréquemment consommé par les personnes non malades.
Enquête cas-témoins : calcul de l'OR pour l'aliment suspect, si OR > 1 : l'aliment testé est suspecté d'être à l'origine de la TIAC.

[37] **Prélèvements des aliments suspectés.**
Prélèvements des sujets atteints : sang, selles, vomissements.

[38] **2 à 8 heures.**

[39] **Déclaration obligatoire.**

284. Diverticulose colique et diverticulite aiguë du sigmoïde

Recommandations et conférence de consensus pour approfondir :

- *Polycopié de la collégiale des Universitaires en Hépato gastroentérologie (Masson), avril 2009.*
- *Recommandations : SNFGE Gastroenterol Clin Biol 2007.*

[1] **État asymptomatique** qui correspond à une **anomalie anatomique acquise** du côlon caractérisée par la **présence de diverticules.**

[2] Côlon **sigmoïde.**

[3] **Âge** élevé.
Mode de vie occidental.

[4] **Diverticulite.**
Hémorragie d'origine diverticulaire.

[5] **Diverticulite sigmoïdienne.**
Pyélonéphrite aiguë gauche.
Salpingite aiguë gauche.
Cancer du côlon surinfecté.

[6] **TDM abdomino-pelvienne, injectée,** avec lavement aux hydrosolubles.

[7] Présence de **diverticules coliques.**
Infiltration de la graisse péri diverticulaire.

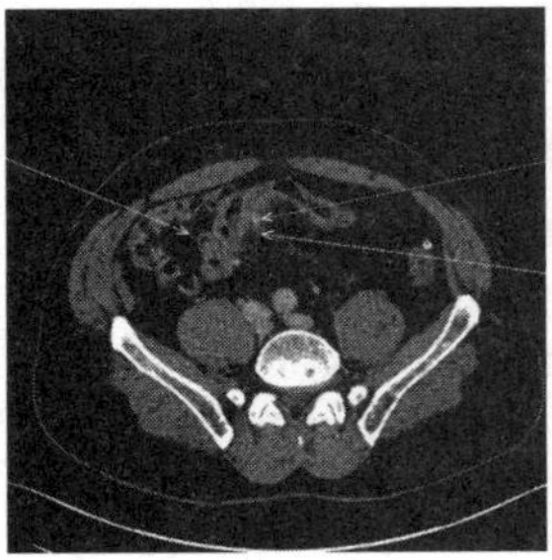

[8] **Abcès péricolique.**
Présence de **gaz ou produit de contraste** en situation **extradigestive.**
Épanchement intrapéritonéal.

[9] **Dans les 24 heures** suivant l'admission des **patients hospitalisés.**
Dans les 72 heures chez les patients **non hospitalisés.**

[10] **Coloscopie.**

[11] **Risque de perforation** digestive.

[12] **Mauvaise tolérance clinique :** signe d'irritation péritonéale, impossibilité de maintenir une hydratation orale, pas d'amélioration après 48-72 heures de traitement ambulatoire, impossibilité de surveillance ambulatoire, terrain fragilisé.
Signes de gravité scannographiques.

[13] Germes **digestifs aérobies et anaérobies.**

[14] **Pénicilline A** (Amoxicilline) + **inhibiteur de bétalactamase** (acide clavulanique)/per os.

[15] **Pénicilline A** (Amoxicilline) + **inhibiteur de bétalactamase** (acide clavulanique).
Ou une **C3G** (Cefotaxime, Ceftriaxone) et un **nitro-imidazolé** IV, puis relai per os.

[16] **Fluoroquinolone** (ofloxacine) et **nitro-imidazolé.**

[17] **7 à 10 jours.**

[18] **Non.**

[19] **Abcès.**
Péritonite.
Fistule.
Sténose digestive.

[20] **Stade II.**

[21] **Drainage percutané** sous guidage d'imagerie.

[22] **Traitement chirurgical** : résection anastomose +/- stomie de protection.

[23] **Fistule colo vésicale.**

[24] **Traitement chirurgical** : résection anastomose en 1 temps à privilégier.

[25] Poussée avec **signes de gravité scannographique.**
À discuter chez le sujet de **moins de 50 ans** ou immunodéprimé.

[26] **Résection sigmoïdienne,** sous **laparoscopie, emportant la charnière** rectosigmoidienne.

[27] **Coloscopie totale.**

[28] **Éliminer un CCR** ou un polype.

298. Tumeurs du côlon et du rectum

Recommandations et conférence de consensus pour approfondir :

- *ALD 30 – Cancer colorectal. HAS janvier 2012.*
- *Thésaurus National de Cancérologie Digestive.*
- *Polycopié de la collégiale des Universitaires en Hépato gastroentérologie (Masson), avril 2009.*
- *Conseils de prise en charge de la maladie de Lynch. Fiche GENMAD février 2009.*
- *Conseils de prise en charge de la maladie de la polypose familiale liée au gène APC. Fiche GENMAD février 2009.*
- *Chirurgie prophylactique des cancers avec prédisposition génétique. Recommandations professionnelles INCA août 2009.*

[1] **Adénocarcinome lieberkhünien.**

[2] **3e cancer** le plus fréquent **chez l'homme.**
2e cancer le plus fréquent **chez la femme.**

[3] **70 ans.**

[4] Stade localisés : **90 %.**
Stade avec envahissement locorégional : **70 %.**
Stade métastatique : **11 %.**

[5] Sujet de **plus de 50 ans,** quel que soit le sexe.

[6] **ATCDT personnel d'adénome ou de CCR.**
ATCDT familial au premier degré de CCR ou d'adénome > 1 cm avant 65 ans.
2 ou plusieurs ATCDT familiaux au premier degré de CCR quelque soit l'âge de survenue.
MICI : maladie de crohn ou RCH particulièrement en cas de pancolite.

[7] **Syndrome de Lynch** (HNPCC).
Polypose adénomateuse familiale (PAF).

Polypose juvénile.
Syndrome de Peutz Jeghers.

[8] **Population à risque moyen** de développer un CCR, asymptomatiques (+++).
Recherche de sang occulte dans les selles tous les 2 ans chez les sujets âgés **de 50 à 74 ans (Hémoccult®).**

[9] Une **coloscopie totale.**

[10] **45 ans.**

[11] **37 ans.**

[12] **Biopsies** pour examen anatomopathologique et **diagnostic histologique de certitude.**

[13] **TDM thoraco abdominopelvienne injectée.**
Dosage de l'**ACE.**
Bilan biologique : NFS, plaquettes, BHC, ionogramme sanguin, urée, créatinine.

[14] Après **RCP.**
Traitement carcinologique chirurgical curateur : hémicolectomie droite, anastomose iléo-transverse, marges distale et proximale d'au moins 5 cm ; **curage ganglionnaire** (au moins 12 ganglions) ; envoi de la pièce opératoire en **anatomopathologie.**

[15] **Chimiothérapie adjuvante,** par FOLFOX 4 (5 FU + Acide folinique + Oxaliplatine) ou XELOX, pendant **6 mois**, commencée si possible **avant le 42e jour post-opératoire.**

[16] **5 FU :** syndrome mains-pieds, mucite, spasme coronaire.
Oxaliplatine : neuropathie périphérique.

[17] **Hématologiques :** pancytopénie.
Digestifs : vomissements, nausées.
Troubles des phanères : alopécie, sécheresse cutanée.
Asthénie.
Extravasation, veinotoxicité.
Allergie.
Néoplasie secondaire : syndrome myélodysplasique.
Stérilité.

[18] **Bains de bouche** 5 à 6 fois par jour.

[19] **pT2N1bM0.**
stade IIIA.

[20] **Examen clinique :** tous les 3 mois pendant 3 ans, puis tous les 6 mois pendant 2 ans.
ACE tous les 3 mois pendant 3 ans.
Coloscopie dans les 6 mois post-opératoire si incomplète en préopératoire, puis à 2 ou 3 ans puis tous les 5 ans si normale.

TDM TAP injectée tous les 3 à 6 mois pendant 3 ans, puis tous les 6 mois pendant 2 ans.

[21] **Coloscopie virtuelle.**

[22] **TDM TAP non injectée.**
Radiographie thoracique tous les ans pendant 5 ans.
Échographie abdominale tous les 3 à 6 mois pendant 3 ans puis tous les 6 mois pendant 2 ans.
TDM TEP corps entier si élévation de l'ACE et négativité ou ambiguïté du bilan par ailleurs.

[23] Veiller à la **qualité de vie.**
Détecter les récidives locales ou à distance.
Détecter les EI tardifs liés au traitement.
Organiser les **soins de supports** nécessaires.
Accompagnement social et réinsertion professionnelle.
Détecter un 2e cancer.

[24] **T4.**
Nombre de **ganglions examinés < 12.**
Tumeur **peu différenciée.**
Invasion veineuse.
Invasion **lymphatique.**
Invasion **périnerveuse.**
Perforation.
Occlusion.

[25] **Échoendoscopie rectale.**
IRM pelvienne.

[26] **Radiochimiothérapie néoadjuvante.**

[27] Obtenir un **down stagging** de la tumeur.
Diminuer les récidives locales.

[28] **Envahissement ganglionnaire.**

[29] **Exérèse complète.**
Envoi en anatomopathologie pour **examen histologique.**
Surveillance endoscopique.

[30] Polype **adénomateux.**

[31] **Instabilité chromosomique** (Tumeur LOH).
Instabilité des microsatellites (tumeur MSI).

[32] **Instabilité chromosomique.**

[33] **Instabilité des microsatellites.**

[34] **Instabilité chromosomique.**

[35] **APC.**
MYH.

[36] **Gène APC** : transmission **autosomique dominante.**
Gène **MYH** : transmission **autosomique récessive.**

[37] Patient < **60 ans.**
ATCDT familial au premier degré de cancer du spectre du syndrome de Lynch (endomètre, côlon).

[38] **CCR,** cancer de l'**endomètre,** cancer de l'**ovaire,** cancer **gastrique,** ADK des **voies urinaires,** ADK de l'**intestin grêle.**

[39] **Critères d'Amsterdam** (syndrome de Lynch si présence de tous les critères) :
- au moins **3 sujets atteints de cancers du spectre HNPCC** dont **1 uni aux 2 autres au premier degré,**
- au moins **2 générations successives** concernées,
- au moins **1 cancer avant l'âge de 50 ans.**

[40] Patient < **40 ans.**
2 parents atteints par un **cancer du spectre HNPCC dont un avant l'âge de 50 ans.**
Un antécédent personnel de cancer du spectre HNPCC.
Présence d'une **instabilité microsatellitaire** chez un patient de moins de 60 ans ou quel que soit l'âge en cas d'antécédent au 1er degré d'un cancer du spectre HNPCC.

[41] **Coloscopie** complète avec chromoendoscopie à l'indigo carmin **tous les 2 ans dès l'âge de 20 ans.**
Suivi gynécologique : échographie endovaginale et prélèvement endométrial **tous les 2 ans dès l'âge de 25-30 ans** et hystérectomie avec ovariectomie prophylactique après accomplissement du projet parental.
Gastroscopie avec identification et **éradication d'une infection à HP vers 20 ans,** puis tous les 1 ou 2 ans en cas d'antécédent familiaux de cancer gastrique.

[42] **Pas de chirurgie prophylactique colorectale recommandée sur côlon sain** en cas de syndrome de Lynch.

[43] À partir de **12 ans, tous les ans.**

[44] **Colectomie prophylactique systématique vers 20 ans.**
Plus tôt si polypose profuse, dysplasie de haut grade, polype de grande taille ou ulcéré.
Plus tard si polypose très atténuée.

CHAPITRE 7. FOIE ET VOIES BILAIRES

163. Hépatites virales

Recommandations et conférence de consensus pour approfondir :

- *Polycopié de la collégiale des Universitaires en Hépato gastroentérologie (Masson), avril 2009.*
- *Guide ALD – Hépatite chronique B. HAS octobre 2006.*
- *Prise en charge d'un patient porteur chronique de l'AgHBs.*
- *SNFGE, AFEF (Association Française pour l'étude du Foie), Conseil de pratique, septembre 2011.*
- *Guide ALD – Hépatite chronique C. HAS mai 2006.*
- *Traitement de l'Hépatite virale C. Conférence de consensus février 2002.*
- *Prise de position de l'Association Française pour l'Étude du Foie (AFEF) sur les trithérapies (Peg-IFN + ribavirine + inhibiteur de protéase) dans la prise en charge des malades atteints d'hépatite chronique C. AFEF - novembre 2011.*
- *Méthodes non invasives de mesure de la fibrose/cirrhose hépatique. HAS – décembre 2008 Avis sur les actes.*

[1] **VHA, VHB, VHC, VHD, VHE, CMV, Herpes simplex, EBV, Adénovirus, Coxsackie.**

[2] **Médicamenteuse.**

[3] **VHB.**

[4] **Fécale-orale.**

[5] **Sexuelle.**
Parentérale.
Mère-enfant (transmission verticale lors de l'accouchement).
Intrafamiliale.

[6] **Parentérale** (Toxicomanie IV).
Mère-enfant (transmission lors de l'accouchement).

[7] **Aucun. Asymptomatique** dans 80 % des cas.

[8] Notion de **contage.**
Élévation des transaminases (> 10 fois la normale).
Sérologies virales positives.

[9] **AgHBs positif,** Ac antiHBs négatif, **IgM antiHBc positif.**

[10] TP < 50 %.
Encéphalopathie hépatique.

[11] **Insuffisance hépatique sévère :** cytolyse aiguë avec **TP < 50 %** sans encéphalopathie hépatique.

[12] **Insuffisance hépatique sévère : TP < 50 % avec encéphalopathie** sur foie antérieurement sain, avec un délai entre l'apparition de l'ictère et de l'encéphalopathie inférieur à 15 jours.

[13] Transplantation hépatique.

[14] VHC, VHB, VHB + VHD.

[15] Hépatie C aiguë.
Interféron pegylé.
Diminuer le risque de passage à la chronicité.

[16] AgHBs négatif, Ac anti HBs positif, IgG anti HBc positif.

[17] **AgHBs négatif, Ac anti HBs positif,** Ac anti HBc négatif (IgG et IgM).

[18] **Infections sexuellement transmissibles** (sérologie VIH, Sérologie TPHA VDRL).

[19] 5 à 10 %.

[20] Ag HBs positif persistant plus de 6 mois.

[21] Phase de tolérance immunitaire.
Phase de réaction immunitaire : rupture de tolérance = **hépatite chronique active.**
Phase non réplicative = Portage inactif.

[22] Dosage des **transaminases.**
Mesure de la **charge virale : quantité d'ADN du VHB** dans le sérum.

[23] **Tolérance immunitaire :** charge virale élevée, transaminases normales ou peu élevées.
Hépatite chronique active : charge virale modérée, transminases élevées.
Portage inactif : charge virale faible, transaminases normales.

[24] **PBH :** évaluation du degré d'**activité** et de la **fibrose (score METAVIR).**

[25] Lorsque la maladie hépatique est significative : score de METAVIR **au moins A2 et/ou F2, ET ALAT > N ou PCR ADN VHB > 2000 UI/ml.**
En cas de cirrhose avec ADN du VHB positif, quelle que soit l'activité des transaminases.

[26] **Analogue de 2e génération en monothérapie (Entécavir, Ténofovir)** en traitement chronique.
Interféron-pégylé pendant 12 mois.

[27] **Séroconversion HBs** (rare).
Normalisation des **transaminases.**

Stabilisation voir régression des lésions **histologiques.**
Diminuer la charge virale.
Séroconversion HBe si AgHBe positif.
Prévenir l'évolution vers la **cirrhose.**
Prévenir la survenue d'un **CHC.**
Améliorer la survie.

[28] **Dépistage et vaccination** de l'entourage (toute personne vivant sous le même toit et toute personne contact sexuel).

[29] **70-80 %.**

[30] **Élastrographie impulsionnelle ultrasonore - Fibroscan®.**
Score Fibrotest®.
Score Hépascore.
Score Fibromètre®.

[31] **Non invasifs.**
Coût moindre.

[32] **Génotypes 2 et 3.**

[33] **Oui,** à envisager au cas par cas, même pour des patients F1, chez tous les patients naïfs de traitement.

[34] **Âge** de contamination (> 40-50 ans).
Sexe.
Consommation d'**alcool** > **40 g/j.**
Syndrome métabolique.
Insulino-résistance.
Tabac.
Co-infection VIH-VHB.
Activité nécrotico-inflammatoire.

[35] **Interféron pégylé.**
Ribavirine.
Antiprotéases (Télaprévir, Bocéprévir).

[36] Hépatite chronique C d**e génotype 1 naïfs** de tout traitement **sans facteurs prédictifs de bonne réponse au traitement.**

[37] **Génotype CC de l'IL 28B.**
Génotype 2 et 3.
Fibrose modérée < F3.

[38] **Non,** la cirrhose décompensée est une contre indication au traitement par interféron.

[39] **Réponse virologique soutenue : ARN viral indétectable** à la fin du traitement et **6 mois après l'arrêt du traitement.**

[40] **Guérison** (réponse virologique soutenue).
Normalisation des **transaminases.**
Stabilisation voir régression des lésions **histologiques.**
Prévenir l'évolution vers la **cirrhose.**
Prévenir la survenue d'un **CHC.**
Améliorer la survie.

[41] **Grossesse.**
Allergie.
Insufisance hépato-cellulaire sévère ou cirrhose décompensée.
IR sévère.
Cardiopathie ou insuffisance cardiaque décompensée.
Thrombopénie ou leucopénie sévère.
Dysthyroïdie.
Antécédents **psychiatriques i**mportants, dépression non contrôlée.
Antécédent d'**épilepsie.**

[42] **Arrêt** de la consommation d'**alcool.**
Arrêt de la consommation de **tabac.**
Réduction pondérale si excès de poids, avec **normalisation** du bilan **lipidique** et de la **glycémie.**
Contraception.
Vaccination contre le VHA et le VHB.
Prise en charge à **100 %.**

273. Hépatomégalie et masse abdominale

Recommandations et conférence de consensus pour approfondir :

- *Polycopié de la collégiale des Universitaires en Hépato gastroentérologie (Masson), avril 2009.*

[1] **Hauteur hépatique > 12 cm** (= distance entre le sommet du foie et son bord inférieur sur la ligne médio claviculaire).

[2] **Échographie abdominale.**

[3] **NFS-pl, BHC** (ASAT, ALAT, GGT, PAL, Bilirubine totale et conjuguée), **TP**, **albuminémie.**

[4] **Stéatohépatite métabolique (NASH).**

[5] **Cirrhose.**

[6] **Foie cardiaque (insuffisance cardiaque droite).**
Échographie cardiaque.

[7] **Ponction biopsie hépatique** avec examen histologique.

[8] **Métastases hépatiques** métachrones.

[9] Kyste biliaire simple.

[10] Dosage des β-HCG sériques.

[11] Globe vésical.
Matité sus-pubienne concave vers le bas, douloureuse à la palpation, déclenchant l'envie d'uriner.

[12] Anévrisme de l'aorte abdominale.
Angioscanner.

274. Lithiase biliaire et complications

Recommandations et conférence de consensus pour approfondir :

- *Polycopié de la collégiale des Universitaires en Hépato gastroentérologie (Masson), avril 2009.*
- *Recommandations de Pratique Clinique – Prise en charge de la lithiase Biliaire. SNFGE 2010.*

[1] Cholestérolique.
Pigmentaire.
Mixte.

[2] Cholestérolique (80 %).

[3] Augmentation de la concentration biliaire en cholestérol.
Sursaturation.
Nucléation.
Précipitation lithiasique.

[4] 5 parmi :
- âge élevé,
- sexe féminin,
- surpoids,
- multiparité,
- jeûne prolongé,
- médicaments (fibrates, œstrogènes),
- hypertriglycéridémie.

[5] Mise en tension brutale de la vésicule biliaire par blocage transitoire d'un calcul dans le canal cystique.

[6] Brutale, intense, permanente, épigastrique ou au niveau de l'hypocondre droit, inhibant l'inspiration, irradiant vers l'épaule droite ou la fosse lombaire droite, durant quelques minutes à plusieurs heures (< 6 heures).

[7] Échographie abdominale.

[8] **Calculs vésiculaires** (hyperéchogènes, mobiles, cône d'ombre postérieur).
Pas de dilatation des voies biliaires.
Pas d'épaississement de la paroi vésiculaire.

[9] **Migration lithiasique.**
Élévation fugace : normalisation ou forte diminution en 48 heures.

[10] Traitement **antalgique.**
Cholécystectomie à froid (< 1 mois).

[11] **Abstension thérapeutique.**

[12] **Infection aiguë de la vésicule biliaire,** due à une **obstruction prolongée du canal cystique** par un calcul.

[13] **Douleur biliaire prolongée.**
Fièvre, frissons.
Défense au niveau de l'hypocondre droit.
Pas d'ictère.

[14] **NFS, plaquette.**
CRP.
Hémocultures aérobies et anaérobies.
BHC : ASAT, ALAT, GGT, PAL, bilirubine totale et conjuguée.
Groupe Rh RAI.
TP-TCA.

[15] **Échographie abdominale.**

[16] **Épaississement de la paroi vésiculaire (> 4 mm).**
Présence de **liquide péri-vésiculaire.**
Douleur au passage de la sonde sur l'aire vésiculaire (signe de Murphy).
Calcul intravésiculaire.

[17] **Péritonite biliaire.**
Fistulisation biliaire dans le duodénum ou le côlon, pouvant entraîner un iléus biliaire en cas de calcul volumineux.

[18] **Urgence.**
1. **Médicale : Antibiothérapie** probabiliste, active sur les BGN, à bonne diffusion biliaire, secondairement adaptée à l'antibiogramme, IV puis per os, pendant 5 à 7 jours.
2. **Chirurgicale : cholecystectomie** par cœlioscopie le plus tôt possible.

[19] **Enclavement d'un calcul** biliaire au niveau de la voie biliaire principale.
Infection aiguë de la **voie biliaire principale.**
Septicémie d'origine biliaire.

[20] **Parasites migrants** (ascaris, douve).
Sténose de la voie biliaire principale par une tumeur (pancréas, VBP), par des **adénopathies,** par une **PC.**
Iatrogène, post CPRE.

[21] **Douleur** de type biliaire.
Fière.
Ictère.

[22] **Cholestase** : élévation des PAL, GGT.
Ictère : élévation de la bilirubine totale et conjuguée.
Cytolyse avec élévation des transaminases prédominant sur les ALAT.

[23] **Lithiase vésiculaire.**
Dilatation de la VBP.
Calcul dans la VBP.

[24] **Urgence.**
1. **Médicale : Antibiothérapie** probabiliste, active sur les BGN, à bonne diffusion biliaire, secondairement adaptée à l'antibiogramme, IV puis per os, pendant 7 à 10 jours.
2. **Drainage biliaire :** endoscopique par sphinctérotomie endoscopique au cours d'une CPRE, ou chirurgical par choledocotomie.

[25] – **Échoendoscopie bilio-pancréatique.**
– **Cholangio IRM.**

[26] **Sphinctérotomie endoscopique** et extraction du calcul par CPRE **puis cholecystéctomie.**
Cholécystectomie avec désobstruction per opératoire de la VBP.

[27] **Pancréatite aiguë.**
Infection : angiocholite.

[28] **Hémorragie** digestive.
Perforation duodénale.

275. Ictère

Recommandations et conférence de consensus pour approfondir :
- *Polycopié de la collégiale des Universitaires en Hépato gastroentérologie (Masson), avril 2009.*

[1] **Coloration jaune généralisée des téguments** liée à une **augmentation de la bilirubinémie.**

[2] En examinant les **conjonctives**.

[3] **Bilirubine libre = non conjuguée.**
Bilirubine conjuguée.

[4] **Bilirubine non conjuguée = libre.**

[5] **De la dégradation de l'Hb** des hématies sénescentes par les macrophages.

[6] **Albumine.**

[7] **Bilirubine conjuguée.**

[8] **Foie.**
Par la **bilirubine glucuronide transférase.**

[9] **Hyperhémolyse.**
Dysérythropoïèse.
Ictère néonatal physiologique (diminution de la conjugaison de la bilirubine par la billirubine glucuronide transférase).
Syndrome de Gilbert.
Syndrome de Crigler Najjar.

[10] **Hyperhémolyse.**
Syndrome de Gilbert.

[11] **NFS, réticulocytes, haptoglobine, LDH.**

[12] **Diminution de la sécrétion biliaire** (obstacle sur les voies biliaires ou dysfonctionnement hépatocytaire).

[13] **Augmentation sérique des PAL et de la GGT.**

[14] **Prurit.**
Urines foncées.
Selles décolorées.

[15] **Échographie abdominale** (dilatation des voies biliaires, obstacle sur les voies biliaire, aspect du foie).

[16]
- **Lithiase de la VBP/Cancer du pancréas.**
- **Cancer primitif de la VBP** (cholangiocarcinome).

[17] **Hépatite aiguë** (virale, médicamenteuse, alcoolique aiguë, autoimmune).

[18] **Cholestase** = diminution de sécrétion biliaire ==> **malabsorption de la vitamine K** (vitamines liposolubles A, D, E, K) ==> diminution des facteurs de la coagulation vitamino-K dépendants (X, IX, VII, II) ==> **baisse du TP.**
Supplémentation en vitamine K IV.

276. Cirrhose et complications

Recommandations et conférence de consensus pour approfondir :

- *Critères diagnostiques et bilan initial de la cirrhose non compliquée. HAS Actualisation de décembre 2008 Synthèse des recommandations professionnelles.*
- *Surveillance des malades atteints de cirrhose non compliquée (patients de stade A du score de Child Pugh) et prévention primaire des complications. HAS septembre 2007 Synthèse des recommandations professionnelles.*
- *Prise en charge des principales complications chez les malades atteints de cirrhose. HAS septembre 2007 Synthèse des recommandations professionnelles.*
- *Complications de l'hypertension portale chez l'adulte. SNFGE décembre 2003 Conférence de consensus.*
- *Polycopié de la collégiale des Universitaires en Hépato gastroentérologie (Masson), avril 2009.*
- *Prise en charge de l'hémochromatose liée au gène HFE (hémochromatose de type 1). HAS, consensus formalisé d'expert, juillet 2005. Synthèse des recommandations.*
- *Méthodes non invasives de mesure de la fibrose/cirrhose hépatique. HAS - décembre 2008 Avis sur les actes.*

[1] **Foie dur, à bord inférieur tranchant.**
Signes d'insuffisance hépatocellulaire : angiomes stellaires, ongles blancs, fœtor hépatique, érythrose palmaire...
Signes d'hypertension portale : circulation veineuse collatérale, splénomégalie, ascite, œdèmes des membres inférieurs.

[2] **Anémie.**
Thrombopénie.
Leucopénie.

[3] **Hypoalbuminémie.**
Bloc β-γ en cas de cirrhose alcoolique.

[4] **Diminution des facteurs de la coagulation :** diminution du TP, diminution du facteur V, INR augmenté.

[5] **Échographie abdominale couplée au doppler.**
Endoscopie œso-gastro-duodénale.

[6] **Ponction-biopsie hépatique** pour **diagnostic histologique de certitude :** fibrose mutilante du foie (F4 en score METAVIR).

[7] **Hépatite C chronique isolée** sans comorbidités et jamais traitée.
Co-infection VIH-VHC.

[8] **Alcool.**
Hépatite C chronique.
Syndrome métabolique.
Hépatite B chronique.
Hémochromatose génétique.
Hépatopathie auto-immune.

[9] **Glycémie, triglycéridémie, choléstérolémie, ferritinémie, coefficient de saturation de la transferrine, Ag anti HBs, Ac anti-HBs, Ac anti HBc, Ac anti-VHC.**

[10] **Oui.** Plusieurs étiologies peuvent coexister. Recherche systématique des principales étiologies.

[11] **Ac anti muscle lisse, Ac anti LKM1, Ac anti mitochondrie de type M2, Ac anti nucléaires.**

[12] **Maladie de Wilson.**

[13] **Autosomique récessive.**

[14] **Anneau péri cornéen de Kaiser-Fleischer.**

[15] **Céruloplasmine,** dosage du **cuivre sérique,** dosage du **cuivre urinaire des 24 heures :** cuprurie.

[16] **Hémochromatose génétique.**

[17] **Recherche de mutation du gène HFE** (C282 Y, H63D).

[18] **Hépatique.**
Pancréatique (Diabète).
Cardiaque.

[19] Traitement déplétif par **saignées.**

[20] **Score de Child Pugh.**

[21] **TP.**
Albumine.
Bilirubine totale.
Ascite.
Encéphalopathie.

[22] **Échographie abdominale couplée au doppler :** tous les 6 mois.
Endoscopie œso-gastro-duodénale : tous les 2 à 3 ans en l'absence de VO, ou tous les 1 à 2 ans en cas de VO de stade 1.

[23] Tous les 6 mois : **alphafœtoprotéine.**
Tous les ans : **NFS, pl, ASAT, ALAT, GGT, Bilirubine totale, TP, albumine, créatinine, glycémie à jeun.**

[24] **Bêtabloquants non cardiosélectifs,** à vie.
Ligature endoscopique des VO, en cas de contre-indication ou d'intolérance aux bêtabloquants.

[25] **Prévenir le risque d'hémorragie digestive** (prévention primaire).

[26] **Non si prophylaxie par bêtabloquants.**
Oui si ligature de VO (nécessité de ligatures itératives+++).

[27] **Hépatite A.**
Hépatite B.
Grippe.
Pneumocoque.

[28] **Ponction de liquide d'ascite exploratrice.**
Recherche d'une **infection de liquide d'ascite** : taux de **PNN** dans l'ascite **> 250/mm³**.

[29] **Urgence.**
Hospitalisation.
Antibiothérapie probabiliste : en première intention : C3G-**Cefotaxime** 1 g x 4/jour, pendant 5 jours, en IV **ou Amoxicilline-Acide clavulanique** : 1 g/125 mg x 3/jour, en IV, pendant 7 jours.
Perfusion d'albumine humaine à 20 % : 1,5 g/kg le premier jour, et 1 g/kg le 3e jour.

[30] **Ponction de liquide d'ascite.**
Vérifier l'efficacité du traitement : diminution d'au moins 50 % du taux de PNN dans l'ascite.

[31] **Régime pauvre en sel** (< 5 g/jour de chlorure de sodium).
Diurétiques : anti minéralocorticoïdes (spironolactone) en première intention, +/- associé à un diurétique de l'anse (furosémide) en deuxième intention ; doses progressivement croissantes.

[32] Ionogramme sanguin : **natrémie, kaliémie, créatininémie.**

[33] **Résistance ou intolérance à l'association régime désodé et diurétiques.**
Ascite de **grand volume avec gêne fonctionnelle** (dyspnée, douleurs abdominales).

[34] Volume d'ascite soustrait ≥ **3 l.**
Syndrome hépato-rénal.

[35] **Transplantation hépatique.**

[36] **TIPS : anastomose intra hépatique portocave par voie transjugulaire.**
Ponctions itératives d'ascite associées à des perfusions d'albumine humaine à 20 %.

[37] **Infection bactérienne.**
Hémorragie digestive.
Prise de **médicaments sédatifs.**
Insuffisance rénale.
Hépatite alcoolique aiguë.

[38] – **Traitement vaso-actif :** somatostatine ou analogue.
– Pendant 2 à 5 jours.

[39] **Diminuer la pression portale.**

[40] **Antibioprophylaxie systématique : Norfloxacine** per os 400 mg x 2 par jour pendant 7 jours.
IPP IV à forte dose.

[41] **Dans les 12 heures** après le début de l'hémorragie dès que le patient est en situation **hémodynamique stable.**

[42] **Ligature endoscopique des VO.**

[43] Poursuite du traitement par **bétabloquant.**
Ligatures endoscopiques itératives jusqu'à éradication des VO.

277. Ascite

Recommandations et conférence de consensus pour approfondir :

- *Polycopié de la collégiale des Universitaires en Hépato gastroentérologie (Masson), avril 2009.*

[1] **Augmentation du volume abdominal.**
Matité abdominale **déclive, mobile** chez un sujet en décubitus dorsal.

[2] **Échographie abdominale.**

[3] **En pleine matité.**
En un point situé **à la jonction du tiers externe et du tiers moyen de la ligne joignant l'épine iliaque antéro supérieure gauche et l'ombilic.**

[4] **Biochimique** (protéines, lipase, triglycérides).
Bactériologique.
Cytologique.

[5] **Infection** de liquide d'ascite.
Complications mécaniques (dyspnée, hernies pariétales).

[6] **25 g/l.**

[7] **Cirrhose.**

[8] **Carcinose péritonéale.**

[9] **Riche en protides.**
Riche en leucocytes (> 1 000/mm^3) avec **prédominance de lymphocytes** (70 %).
Recherche de BK par examen direct et culture rarement positive.

[10] **Biopsie du péritoine sous cœlioscopie :** granulome épithélioide giganto-cellulaire avec nécrose caséeuse à l'anatomopathologie ou BK en culture.

[11] **Aspect lactescent.**
Riche en triglycérides.

[12] **Rupture d'un canal lymphatique mésentérique.**

[13] **Riche en lipase.**

[14] **Rupture d'un canal pancréatique** (lors d'une pancréatite).

[15] **Insuffisance cardiaque droite.**

[16] **Cancers de l'appareil digestif** (sauf le CHC).
Cancer de l'ovaire.

301. Tumeurs du foie, primitives et secondaires

Recommandations et conférence de consensus pour approfondir :

- *Polycopié de la collégiale des Universitaires en Hépato gastroentérologie (Masson), avril 2009.*
- *ALD 30 – Cancer primitif du foie. HAS novembre 2010.*
- *Thésaurus National de Cancérologie Digestive.*
- *Management of Hepatocellular Carcinoma : An Update. AASLD Practice guidelines 2011.*

[1] **Kyste biliaire simple.**
Hémangiome bénin.
Hyperplasie nodulaire focale.
Adénome.

[2] **Adénome.**

[3] **Abcès** (amibien ou à pyogène).
Kyste hydatique.
Échinococcose alvéolaire.

[4] Tumeur maligne secondaire du foie : **métastase hépatique** (d'un cancer digestif le plus souvent).

[5] **Carcinome hépatocellulaire** (CHC).

[6] **Cirrhose.**

[7] 10 %.

[8] Lors de la **surveillance systématique** par échographie et FP **d'un patient cirrhotique** (tous les 6 mois), car le CHC est le plus souvent asymptomatique.

[9] **Échographie hépatique** de contraste.
TDM abdominale sans et avec injection de produit de contraste aux temps artériel, portal et tardif.

IRM hépatique pondérée en T2, T1, sans et avec injection de produit de contraste aux temps artériel, portal et tardif.

[10] **Contenu liquidien :** homogène, anéchogène, renforcement postérieur, pas de cloisons internes.
Pas de parois.
Bien limité.

[11] **Non.**

[12] **Aucun.**

[13] **Oui.**
Sérologie hydatidose (echinococcus granulosus).

[14] 5 %.

[15] **Réhaussement en mottes périphériques, progressif, de la périphérie vers le centre,** avec prise de contraste homogène au temps tardif.

[16] **Contraceptifs oraux.**

[17] **Bactérien** (à pyogènes).
Amibien.

[18] **Douleur** de l'hypocondre droit.
Fièvre.

[19] **Réhaussement périphérique au temps artériel avec centre non réhaussé.**

[20] **Tumeur nécrosée** (maligne ou bénigne).

[21] **Ponction échoguidée,** pour examen bactériologique.
Sérologie amibiase.

[22] **Echinococcus granulosus.**

[23] Association d'au moins 2 critères suivants :
- **contexte épidémiologique :** contact avec un chien vivant en zone d'endémie (Afrique du Nord, Sud de la France),
- aspect compatible en **imagerie,**
- **sérologie hydatidose (echinococcus) positive.**

[24] **Cloisons multiples.**
Paroi calcifiée.
Vésicules filles intrakystiques.

[25] **Compression** des organes de voisinage (vaisseaux hépatiques, voies biliaires).
Rupture, pouvant entraîner un choc anaphylactique.

[26] **Métastases hépatiques.**
Non (tumeur primitive connue et récente, nodules hépatiques développés secondairement au diagnostic, aspect hautement compatible à l'imagerie).

[27] **Non.**

[28] **Hémorragie.**
Dissémination tumorale le long du trajet de ponction.

[29] **Ascite.**
Trouble de l'hémostase (TP < 50 %, plaquettes < 50000/mm^3).

[30] **Réhaussement précoce** au temps artériel.
Wash out au temps portal ou tardif.

[31] **Vascularisation exclusive du CHC par l'artère hépatique.**
Pas de vascularisation par la veine porte.

[32] **Suivi échographique** de l'évolution de la taille du nodule **tous les 3 mois pendant 2 ans.**
Pas de biopsie d'emblée.

[33] **Si 1 examen d'imagerie** (TDM, IRM) est typique **de CHC** (hypervascularisation artérielle et wash out portal) **: pas de biopsie,** diagnostic positif.
Sinon : biopsie.

CHAPITRE 8. URGENCES

349. Syndrome occlusif de l'enfant et de l'adulte

Recommandations et conférence de consensus pour approfondir :

- *Polycopié de la collégiale des Universitaires en Hépato gastroentérologie (Masson), avril 2009.*

[1] **Douleur** abdominale.
Arrêt des matières et des gaz.
Nausées ou vomissements.
Météorisme abdominal.

[2] **Arrêt des matières et des gaz** (notamment des gaz).

[3] **Haute : grêlique.**
Basse : colorectale.

[4] **Obstruction.**
Strangulation.
Fonctionnelle : paralysie du péristaltisme intestinal.

[5] Inspection des **cicatrices abdominales.**
Palpation des **orifices herniaires.**
Toucher rectal.

[6] **Scanner abdominal** sans et avec injection de produit de contraste iodé (en l'absence d'insuffisance rénale).

[7] **Diagnostic positif :** niveaux hydroaériques.
Siège de l'occlusion : jonction intestin dilaté-intestin plat.
Mécanisme : strangulation, obstruction, fonctionnel.
Diagnostic étiologique.

Diagnostic différentiel.
Signes de souffrance intestinale (gravité).

[8] **Multiples, centraux, plus larges que hauts.**

[9] **Rares, périphériques, plus hauts que larges.**

[10] **Occlusion sur bride.**
Hernie étranglée.

[11] **Volvulus du côlon sigmoïde.**

[12] **Nécrose intestinale.**

[13] Clinique : **défense** abdominale, **choc, douleur très importante.**
Biologique : **insuffisance rénale, acidose métabolique lactique, élévation des CPK et LDH.**
TDM : **signes d'ischémie intestinale.**

[14] **Traitement chirurgical en urgence.**

[15] **Jeûne avec aspiration digestive et rééquilibration hydro-electrolytique 24 heures** (+/- Test à la gastrograffine).

[16] **Traitement chirurgical :** exploration, section de la bride, vérification de la vitalité intestinale +/- résection intestinale.

[17] 3 parmi :
- **tumeur du grêle,**
- **carcinose péritonéale,**
- **sténose inflammatoire** (Maladie de crohn, tuberculose),
- **bézoard,**
- **iléus biliaire,**
- **parasitose,**
- **entérite radique,**
- **compression extrinsèque** (tumeur pelvienne, adénopathie),
- **hématome pariétal.**

[18] **Fécalome.**

[19] Occlusion digestive basse par obstruction secondaire à un **cancer colo rectal.**

[20] Pose d'une **prothèse colique** par voie endoscopique.
Colostomie en amont de la tumeur.

350. Hémorragie digestive

Recommandations et conférence de consensus pour approfondir :

- *Polycopié de la collégiale des Universitaires en Hépato gastroentérologie (Masson), avril 2009.*
- *Urgence : Hémorragies digestives. SNFGE 1999.*

[1] **Lésion hémorragique en amont de l'angle duodéno-jéjunal** (angle de Treitz).

[2] **Hémorragie** extériorisée : hématémèse, méléna ou rectorragie.
Anémie ferriprive (hémorragie occulte).
État de choc (hémorragique).

[3] **Hématémèse.**
Méléna.
Rectorragie.

[4] **Méléna.**
Rectorragie.

[5] **Hémoptysie.**
Épistaxis dégluti.

[6] **Ulcères gastro-duodénaux.**
Varices œsophagiennes ou cardiotubérositaires.

[7] 4 parmi :
- **érosions gastro-duodénales,**
- **syndrome de Mallory-Weiss,**
- **œsophagite,**
- **cancer** de l'œsophage, estomac ou duodénum,
- **angiodysplasie** gastrique,
- **ulcérations de Dieulafoy,**
- **fistule aorto-digestive,**
- **wirsungorragie,**
- **hémobilie.**

[8] **Lacérations longitudinales de la muqueuse du bas œsophage,** provoquées par des efforts **vomissement.**

[9] **Prise médicamenteuse** : AINS, Aspirine.
Infection par ***Hélicobacter Pylori.***

[10] **Diverticules.**
Tumeur colo-rectale maligne ou bénigne.
Angiodysplasie colique.
Colite ischémique.
Colite infectieuse.
MICI.
Rectite radique.

[11] **Maladie hémorroïdaire.**
Fissure anale.
Ulcération traumatique (thermomètre).
Cancer du canal anal.

[12] **Retentissement hémodynamique** (pouls, pression artérielle, signes de choc).
Taux d'hémoglobine.

[13] URGENCE.
Pose de **2 VVP de bon calibre.**
Bilan sanguin en urgence : NFS, plaquette, groupe, rhésus, RAI, TP, TCA, ionogramme sanguin.
Commande et mise de réserve de CGR compatibles.
À jeun.
Oxygénothérapie.
Expansion volémique : sérum physiologique ou macromolécules pour TAS > 90 mmHg.
IPP fortes dose : Bolus de 80 mg puis 8 mg/heure IVSE car suspicion d'UGD.
Transfusion pour Hb > 7 g/dL.
Surveillance : FC, TA, diurèse, SpO2.
Hospitalisation en unité de soins intensifs ou réanimation.
Prévenir l'endoscopiste et le chirurgien.
Endoscopie œso-gastro-duodénale diagnostique et thérapeutique **après stabilisation hémodynamique**, après lavages gastriques itératifs (SNG) ou Érythromycine IV.

[14] **Diagnostic** positif et étiologique.
Évaluer le **risque de récidive** hémorragique.
Effectuer un **geste d'hémostase** endoscopique.

[15] **En urgence** ou le plus rapidement possible.
Après stabilisation hémodynamique.

[16] Ulcère avec **saignement actif en nappe.**
Geste d'hémostase au cours de l'endoscopie (pose de clip, injections de sérum adrénaliné, thermocoagulation par sonde thermique).

[17] **Embolisation de l'artère** gastro-duodénale au cours d'une artériographie.
Traitement chirurgical (résection de l'ulcère).

[18] **Endoscopie œso-gastro-duodénale.**

[19] **Coloscopie complète.**

[20] **Explorations de l'intestin grêle :** vidéocapsule endoscopique du grêle.

[21] **Oui.**
Coloscopie complète.

[22] **Endoscopie œso-gastro-duodénale.**

[23] **Rupture de VO ou VCT.**

[24] **Traitement vaso-actif :** somatostatine (bolus 250 µg puis 250 µg/h IVSE) ou analogues.

351. Appendicite de l'enfant et de l'adulte

Recommandations et conférence de consensus pour approfondir :

- *Polycopié de la collégiale des Universitaires en Hépato gastroentérologie (Masson), avril 2009.*
- *Recommandations de Pratique Clinique. SNFGE 2001.*

[1] En **FID**, parfois à **début épigastrique,** début **rapidement progressif,** intensité **progressivement croissante** au cours des 24 premières heures, type : **torsion ou crampe, pas d'irradiation.**

[2] **Fébricule : 38°-38,5°** (60 %).
nausées (50 %).
vomissements (30 %).
constipation (30 %).
langue saburrale (30 %).

[3] **Douleur provoquée ou défense** à la palpation en **FID,** maximale au point de **Mac Burney.**
Douleur de la FID à la décompression brutale de la FID ou de la FIG.
Douleur latérorectale droite au TR.

[4] **NFS** : hyperleucocytose à PNN.
CRP : élevée.
BU : négative.
ßHCG : négative.

[5] **Aucun.**

[6] **Pelvienne.**
Sous-hépatique.
Rétrocaecale.
Mésocoeliaque.

[7] **Cholécystite aiguë.**

[8] **Non,** diagnostic clinique.

[9] **TDM abdominale** injectée et avec opacification digestive.
Échographie abdomino-pelvienne.

[10] **Augmentation de taille** de l'appendice.
Épaississement de la paroi appendiculaire.
Stercolithe.
Aspect en **cocarde.**
Épanchement périappendiculaire.
Infiltration de la graisse périappendiculaire.

[11] Éliminer un **diagnostic différentiel.**
Rechercher une **complication.**

[12] **TDM.**
VPN = 100 %.

[13] **Plastron** appendiculaire.
Abcès appendiculaire.
Péritonite aiguë généralisée.

[14] **Pas de pneumopéritoine.**

[15] **Adénolymphite mésentérique.**

[16] **URGENCE.**
Hospitalisation.
À jeun.
pose d'une **VVP.**
Hydratation, correction des troubles hydroélectrolytique.
Antalgiques.
Antispasmodiques.
Consultation d'**anesthésie** en urgence.
APPENDICECTOMIE par laparotomie ou cœlioscopie.
Antibioprophylaxie per opératoire.
examen en **ANATOMOPATHOLOGIE** de la pièce d'appendicectomie.

[17] **Le lendemain de l'appendicectomie.**

[18] **Température :** apyrexie.
Reprise du transit intestinal.
Examen abdominal : absence de signe anormal.

[19] **Iléus prolongé.**
Hématome : de paroi, intra-abdominal.
Abcès : de paroi, intra-abdominal, du cul de sac de Douglas.
Péritonite post-opératoire par lâchage de moignon appendiculaire.

[20] **Occlusion sur bride.**
Éventration.

[21] **Plastron appendiculaire.**

[22] Hospitalisation.
Antibiothérapie IV probabiliste dirigée contre les germes digestifs.
Antalgiques.
Appendicectomie à distance : 2 à 4 mois après.

352. Péritonite aiguë chez l'enfant et chez l'adulte

Recommandations et conférence de consensus pour approfondir :
- *Polycopié de la collégiale des Universitaires en Hépato gastroentérologie (Masson), avril 2009.*
- *Urgence : Péritonite aiguë. SNFGE 1999.*

[1] **Inflammation aiguë du péritoine,** localisée ou généralisée, de cause le plus souvent infectieuse.

[2] **Perforation** d'un viscère digestif.
Diffusion d'une infection abdominale localisée.

[3] **Appendicite.**
Diverticulite sigmoïdienne.
Perforation d'ulcère gastroduodénal.

[4] **Contracture abdominale.**
Douleur aiguë à la palpation du cul de sac de Douglas **au TR.**
Défense.
Douleur vive à la décompression d'une FI.

[5] **Âgés.**
Dénutris.
Immunodéprimés.

[6] **Signes de choc :** hypotension artérielle, marbrures, froideur des extrémités, oligurie, polypnée, tachycardie…

[7] **TDM abdominale** avec ou sans injection de produit de contraste si insuffisance rénale (sans retarder la prise en charge thérapeutique).

[8] **Pneumopéritoine.**
Épanchement liquidien intra-abdominal.

[9] **Diagnostic étiologique.**

[10] **En l'absence de signe de choc** (après stabilisation hémodynamique).
Sans retarder la prise en charge.

[11] **Bilan infectieux :** Hémoculture, ECBU, NFS, CRP.
Bilan du retentissement pour évaluer la gravité : ionogramme sanguin, urée, créatininémie, BHC, gaz du sang artériels, lactates.
Bilan pré opératoire : TP, TCA, plaquettes, groupe, rhésus, RAI.

[12] **Péritonite** post-opératoire.
Abcès de paroi.
Infection urinaire.
Pneumopathie.

Thrombose veineuse profonde.
Veinite au point de perfusion.

[13] **Urgence.**
Hospitalisation.
À jeun.
Pose de **2 VVP de bon calibre.**
Correction d'un état de choc.
Correction des **troubles hydroélectrolytiques.**
Antalgiques.

[14] **ANTIBIOTHÉRAPIE** probabiliste, double, IV, secondairement adaptée, pendant 5 à 15 jours, active contre les germes digestifs (BGN, anaérobies).

[15] **Pseudomonas aeruginosa.**

[16] **Urgence.**
Laparotomie.
Exploration première de la cavité abdominale.
Prélèvement multiples à visée bactériologique.
Traitement étiologique : suture d'ulcère, appendicectomie, résection intestinale avec ou sans rétablissement de continuité en fonction du degré de contamination de la cavité péritonéale.
Lavage abondant de la cavité abdominale.
+/- pose de drain.
Fermeture.

[17] **Sepsis sévère**, défaillance multiviscérale, choc septique.
Décès.
Abcès intrapéritonéaux.
Abcès à distance : hépatique, rénaux, cérébraux, pulmonaire.
Thrombophlébite septique.

CHAPITRE 9. SYMPTÔMES

267. Douleurs abdominales et lombaires aiguës chez l'enfant et chez l'adulte

Recommandations et conférence de consensus pour approfondir :

- *Polycopié de la collégiale des Universitaires en Hépato gastroentérologie (Masson), avril 2009.*
- *Principales indications et « non indications » de la radiographie de l'abdomen sans préparation. HAS, rapport d'évaluation technologique, janvier 2009.*

[1] **Siège.**
Irradiation.
Mode d'installation.
Facteurs d'exacerbation.
Facteurs **de soulagement.**
Facteur **déclenchant.**
Signes associés.

[2] **Douleur à la décompression** abdominale.
Défense abdominale.
Contracture abdominale.
Douleur au TR.

[3] **ECG.**

[4] **NFS, pl, CRP, ionogramme sanguin, lipasémie, BHC, BU** (+/- ECBU si BU positive), **β-HCG, Hémocultures.**

[5] **Échographie abdominale.**

[6] **Aucune.**

[7] **Appendicite aiguë.**
Douleur abdominale aspécifique.

[8] **Dissection aortique, péricardite, infarctus du myocarde** postéro inférieur, **pneumopathie** infectieuse, **pleurésie.**

[9] **Gynécologiques :** salpingite, endométrite, torsion d'annexe ou de fibrome, GEU.
Urologiques : cystite, rétention aiguë d'urine, prostatite, pathologie lithiasique urinaire.

[10] **Hypercalcémie aiguë.**
Insuffisance surrénale aiguë.
Acido-cétose diabétique.

[11] **Purpura rhumatoïde.**

[12] **Fièvre méditeranéenne familiale.**

[13] Génétique : **autosomique récessif.**

[14] **Saturnisme** (intoxication au plomb).

[15] **Plombémie.**

[16] **Déclaration obligatoire.**

271. Vomissements du nourrisson, de l'enfant et de l'adulte

Recommandations et conférence de consensus pour approfondir :

- *Polycopié de la collégiale des Universitaires en Hépato gastroentérologie (Masson), avril 2009.*

[1] **Insuffisance rénale.**
Hypokaliémie.
Hypochlorémie.
Alcalose métabolique.

[2] **Œsophagite.**
Syndrome de Mallory-Weiss.
Rupture œsophagienne (très rare).

[3] **Pneumopathie** secondaire à une **inhalation bronchique.**

[4] **Hypertension intra-crânienne.**

[5] **Syndrome occlusif.**

[6] **Grossesse.**

[7] **Aigus** (< 24 heures après le début du traitement).
Retardés (> 24 heures après le début du traitement).
Anticipés (avant administration).

[8] 3 parmi :
- **Acidocétose diabétique.**
- **insuffisance rénale aiguë,**
- **hypercalcémie,**
- **insuffisance surrénale aiguë,**
- **hyponatrémie,**
- **hyperthyroïdie aiguë.**

CHAPITRE 10. PARASITOSES DIGESTIVES

157. Parasitoses digestives : giardiose, amœbose, téniasis, ascaridiose, oxyurose

Recommandations et conférence de consensus pour approfondir :

- *Polycopié de la collégiale des Universitaires en Hépato gastroentérologie (Masson), avril 2009.*
- *Pilly 2012- Collège des Universitaires des Maladies Infectieuses et Tropicales.*

[1] Oxyurose.

[2] *Enterobius vermicularis.*

[3] **Vers visibles à l'œil nu** dans les selles ou sur la marge anale.
Scotch test : mise en évidence des œufs au microscope.

[4] **Antihelminthique** : Albendazole ou Flubendazole ou Pyrantel.
Prise unique répétée 15 à 21 jours après.

[5] **Traitement simultané des sujets contacts** (famille, collectivité).
Section courte et brossage des ongles.
Lavage des vêtements, du linge et des objets.
Pyjama fermé pour éviter le contact main - anus.

[6] **Contamination indirecte, liée au péril fécal,** ingestion d'œufs présents dans de l'eau ou des aliments souillés.

[7] **Asymptomatique.**
Signes allergiques : urticaire, dyspnée asthmatiforme.
Syndrome de Löffler : fièvre, toux, dyspnée, infiltrats radiologiques fugaces, hyperéosinophilie.

[8] **Asymptomatique.**
Troubles digestifs aspécifiques : nausée, ballonnement, douleur abdominale, diarrhée...

[9] **Hyperéosinophilie.**

[10] **Examen parasitologique des selles** : mise en évidence des œufs.
Vers adulte rejetés par l'anus.

[11] Complications mécaniques par mécanisme obstructif : **appendicite, angiocholite, pancréatite, occlusion intestinale.**

[12] **Ingestion de viande crue ou insuffisamment cuite** (bœuf pour *Taenia sagitana*, porc pour *Taenia solium*).

[13] Asymptomatique le plus souvent, **découverte d'anneaux dans les selles, les sous-vêtements et la literie.**

[14] **Examen des anneaux** dans les selles ou les sous-vêtements.
Examen parasitologique des selles : œufs dans les selles.

[15] Niclosamide.
Praziquantel.

[16] Cysticercose.

[17] **Tissus sous-cutanés, muscles, œil, cerveau, moelle épinière.**

[18] HTIC.
Épilepsie.

[19] **Déficit immunitaire.**

[20] **Nitro-imidazolé : Métronidazole.**

[21] **Examen parasitologique des selles :** vérifier l'efficacité du traitement.

[22] *Entamœba histolytica.*

[23] **Transmission oro-fécale, liée au péril fécal,** le plus souvent **indirecte,** par l'eau et les aliments contaminés.

[24] **Amœbose colique (intestinale).**
Amœbose tissulaire (hépatique le plus souvent).

[25] **Examen parasitologique des selles.**
Endoscopie digestive basse (rectosigmoïdoscopie) : ulcérations en coup d'ongle, à l'histologie : abcès en bouton de chemise, +/- mise en évidence d'amibes.

[26] **Amœbicide tissulaire : nitro-imidazolé : Métronidazole** per os pendant 7 à 10 jours.
Puis Amœbicide de contact : hydroxyquinoléine (tiliquinol+tibroquinol) per os pendant 10 jours.

[27] **Amœbicide de contact** per os pendant 10 jours.

[28] **Amibe non pathogène.**
Aucun.

[29] **Hépatomégalie douloureuse fébrile.**

[30] **Abcès du foie à pyogène.**

[31] **Sérologie amibiase :** Ac anti *Entamœba histolytica.*

[32] **Amœbicide tissulaire : Nitro-imidazolé : Métronidazole** per os pendant 7 à 10 jours.
puis Amœbicide de contact : hydroxyquinoléine per os pendant 10 jours.

Aubin IMPRIMEUR

Achevé d'imprimer en juin 2014
Dépôt légal, juin 2014 / N° d'impression 1405.0312
Imprimé en France